藏式身心疗法

Awakening the Sacred Body

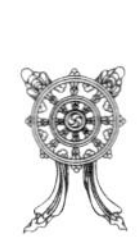

丹增旺杰 著
姜秀荣 译
向红笳 校注

中国藏学出版社

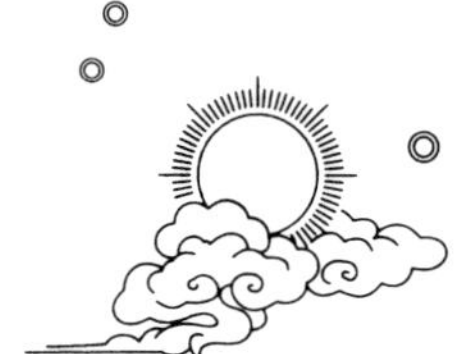

目　录

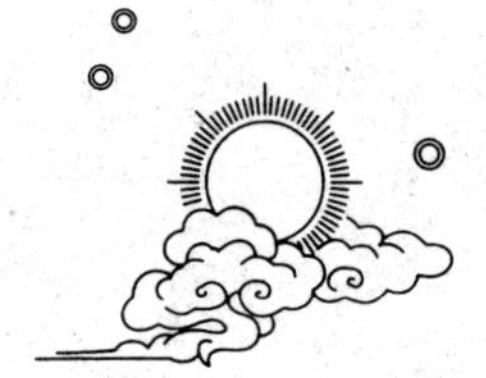

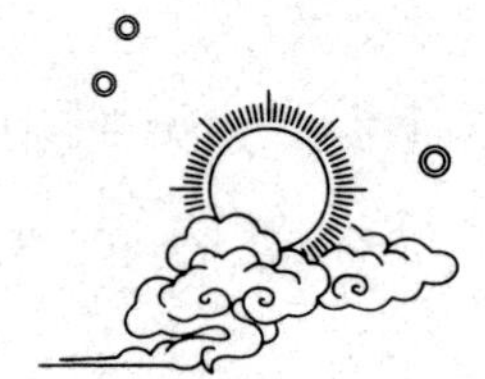

前　言

我们在本书中将要共同探讨的独特教法在我的一生中曾助我前行，加深了和谐的人际关系，拓展了创造力，并支持我为我的弟子及西藏本土苯教中我的那一世系做出贡献。书中所述的修法始终是我和弟子们的法宝。它们是简单、直接、强有力的方法，适用于愿意思悟自己人生的所有人，并能帮助我们每一个人去识认并消除不再起作用的惯性模式，同时，欣然接受每时每刻出现的新鲜自发的各种可能性。

作为独立的个体，时时进行思悟并根据我们的个人发展，我们对各种关系、社会及精神追求做出的承诺去考虑我们的立场，对每个人都是十分重要的。当我们愿意直接、如实地看待我们在人生中实际身处的境地时，我们识认的那些限制就会成为获取更大潜能的途径。

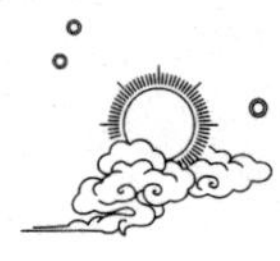

在当今社会，我们提升了我们分别心[①]的地位并试图通过我们的智力寻求改变。但我们如何感受自心本身则是气[②]造成的一个结果（“u”的发音就像英文“look”一词的“oo”的发音）。在其他东方文化中，“lung”被称作“prana”（梵文）、“qi”（中文）或“chi”（日文）。自心的精微、澄明、困惑和迷乱的能力均由气来决定。在西藏地区和印度的智慧传统中都有尚未深植于西方的关于“气”的丰富知识。我们怎样才能运用这种气呢？不能通过分别心而要通过我们直接的无分别意识。要通过直接地专注我们的身、口、意来运用气，在苯教和佛教中，身、口、意被称为“三门”。

我们和内气的关系如何改善我们的身心健康、如何给我们自己的人生和社会带来变化，从而最终摆脱轮回之苦是我尤为感兴趣的。终止轮回[③]可能是一个更

① 分别心（rTog-pa），佛教用语。判为有分别心和无分别心，即觉和声境可以和合之执着心。佛教认为，人世间的一切烦恼和痛苦都来源于人的分别心。——译者

② 气（rLung），风或气流。佛书说其为地、水、火、风四大种之一，具有轻、动等特征。——译者

③ 轮回（Samsara），佛教关于善恶报应的基本学说之一。六道轮回中的六道分别指天、人、阿修罗、畜生、饿鬼和地狱，即生死流转的六种境地。——译者

大的目标，但终止你对伴侣的愤怒却有着直接的影响。当我们此时感受到各种境况时，我们要应对它们，这是非常重要的。在应对中，气在转化痛苦中起着至关重要的作用。我深信，通过加深对气的理解，你会极大地提高自己的能力以使你的人生发生重大变化。

作为一名僧人，我在十岁至二十五岁期间接受苯教教育。我深爱并感激我的上师们并对严苛持续的修持满怀敬意。我持续思悟这些教法并把它们带入我现在为夫、为父、为师的生活中。过去，我常常随身携带经书，随时从中读取。现在我已不那么做了。不是说我不再诵读经书了，而是说我现在专注于让我接受和学习的教法更加充满活力。把这些教法用于人生的一切境况就是对我的一种挑战。这是我的人生充满能量的原因，也是激励我撰写此书的动力。

人生给予我们进行宗教修持的众多机会。我对生活中遭遇的各种境况心存感激，因为，当我面对很难完成的事情并把它带入我的修持中时，我能够看到真实的变化。每当我讲述这类话题时，对我而言，它是非常生动的。我并非以一名专家而是以行走在修法之道上的人来传授它们。我感到自己知之

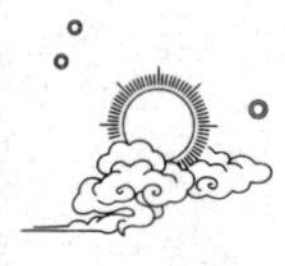

甚少，但领悟的可能性是巨大的。这些古老的教法极有价值。当我学习去应用它们时，人生富于创造性的可能性就会源源不断地显现出来。

我有时担心，这种宝贵的教法会面临失传的危险。这种教法源自深刻思悟一种宗教，它是几千年来师徒相传的真心承诺。我能清晰地看到从我的上师那一代到我自己这一代已经失传了多少东西，我也看到在下一代有可能失传一些东西。因此，这也激励自己将这个教法传承下去。

我希望，本书能指引并帮助你探究和加深你的思悟和转化之旅。请带着我的祝福阅读此书并进行修持。愿这些教法能丰富你的人生，帮助你清除障蔽你的一切并识认自己独特的天赋，这样，你就能把它们带入今世以利益他人。

丹增旺杰仁波切

2010 年 5 月

引　言

这是一本有关人的内心转化的书。作为个人，我们如何能使我们的人生发生积极的改变、如何改变或拓展我们的意识，最终可以超越偏见和恐惧带来的种种限制，超越熟悉的惯性模式的束缚以便能够找到解决我们面临各种挑战的一些新的办法。

在诸多形式的心理和宗教工作中，“自心”都是重点。转变自内绝非易事。或许你觉识到了过去不曾意识到的一些善意。在我们的个人生活中，会有让我们感到各种模式和习惯制约的许多境况，我们希望能改变这些模式和习惯，却不能确切地知道应该如何去做。

你或许尝试过给自己施加分别力这种常见的方法，从根本上来说，它是强制性的忠告。你会劝说自己：“我不该这么做，这对我不好。”你可能已列出所有的理由来说明某件事在法律、道德或精神

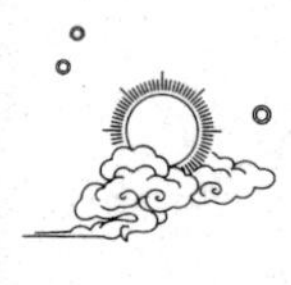

上对你不利，但你依然不能做出改变。这仅仅是因为我们的许多惯性模式的存在之处要深于我们的善意能够达至的地方。因此，我在面对困境的情感关系中，当事双方都会互相表达出积极的意愿，这种情况并不少见。“咱们别再吵了。一起好好吃顿晚饭吧。从今晚起，我们要明确表态不要再闹到这份儿上了。我们彼此要多沟通，避免发展到吵架的地步。”于是，双方一致同意，认为这个决定不错，然而，他们或迟或早都会发现那个决定没能防止他们的再次冲突。

再举一例。你的一位朋友或许做了什么事情。当想到她的行为时，你会非常烦躁不安，“我的朋友当时是怎么想的？她怎么能这么做呢？”你可能想即刻与之联络，解决这个问题。很快，你就着手制定策略以解决由她引发的这个问题。你在头脑中进行着一场想象中的对话，或者，你坐在电脑前给她写一封邮件。你的目的就是要澄清一切。或许，你的医生、配偶和朋友都已经告诉过你，你要放松一下，要放手，不必为这些事如此心烦意乱，也不必为那件事如此劳神费心。你可能打算待一会儿就去健身房。但此时，你就是想写一封邮件，把这个冲突弄清楚。而后，你才能放松下来。

我们经常会在做完某些事情后设想一个“后来”，当后来的境况较好时，我们就能放松下来。但当你焦躁不安时，你会有更多的事情可做。我们的焦虑不安、各种冲突及习惯都能成为我们进入内心另一层面的一个途径，即对清净开放的觉识、生命力及功德的一种感受。

有时，当我们受到某个问题的困扰时，我们总把这个问题看成是“外在的”问题。我们会把问题彻底外在化，简单地得出结论，认为对方需要作出改变。或许，当我们试图解决一个问题时，我们会一遍遍地制定策略，进行分析。然而，当我们思索时，我们的挑战、策略和行动都会受到焦虑不安之能量的驱使。受到焦虑不安驱使的行为解决不了任何问题，而只会制造问题。只有行为来自空性时，才有可能有真正的解决办法。

根据苯教的智慧传统，自心天生就是开放、清净的。从根本上来说，这就是我们的本体。空性是我们的内心之源。在空性中，我们与所有生命都有

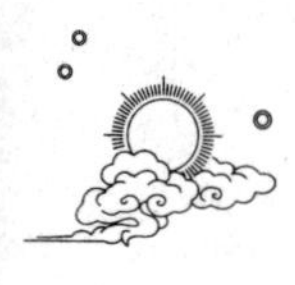

联系。阻碍我们无法意识到这个源泉的东西就像遮蔽太阳的乌云一样。阳光始终普照，但从我们的观点来看（即我们认同我们的问题），我们不承认它的光芒。我们更熟悉认同和细想这些问题，习惯于用我们的分别心来解决问题。但是，通过无分别觉识我们才能直接感受自心的空性。本书旨在帮助你更加熟悉无分别觉识带来的力量，这样，你就能意识到你的内心之源及从中生成的功德。

我们如何才能从被问题所碍的感觉进入到作为功德之源的自心的开放状态中呢？当你想要对某种境况或你自己的行为做出改变时，重要的是把你的专注力从给自己讲述的正在发生的故事上转移到你正在到的内在感受上。你的专注力专注的第一个地方是你的身体，要直接体验那种不安与焦虑。你的痛苦就是一个转化的机会，直接感受你的痛苦就会带来积极的变化。

这怎么可能呢？把专注力转向你的身体，你就能够清晰地感受到在遇到某种挑战时出现的紧张与焦躁不安。有时，你的腹肌会收缩，或下颚会咬紧。你可能会注意到你的呼吸浅显微弱，甚至还能感到你在屏住气息。此时，你的想法可能会不断闪过。我们认同我们的痛苦，把暂时的因缘结果和境况看成比它们实际更为具象的东西。尽管那根本不是你的本体，但是，认同你的故事和对故事的反应已然成为一种习惯。苯教经文把这种模式称作羯磨[①]分别苦身。羯磨分别苦身天生就不是永恒的、固化的或一成不变的。然而，对自身的这种有限体验却成为一种本体，一个我们深陷其中并度过人生大部分时间的熟悉之地。

在苯教中被称作风（或气）的东西支撑着羯磨分别苦身的构架。把专注力从占据头脑的故事上移开，去专注控制苦身的气或力，这是可能做到的。我们的游移之心积极地编造出形形色色的故事和逻辑。这个自心实际上是乘气而行的，当你能用你的觉识抓住这股气，气就会被引导。通过与气建立联系，苦就有可能消除苦身的构架。抓住潜在的气就如同抓住了一匹马，有了这匹马，你就能在正确方

① 羯磨（Karma），梵文音译。亦称“业”“业力”或“功业”。行为之意，通常分身、口、意三方面。由身、口、意三者而来的或善或恶的行为，可召感后来的果报。——译者

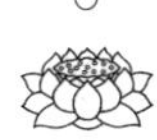

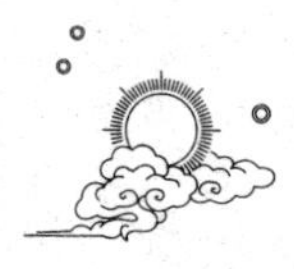

向上骑行。

通过专注自心并用具体的方法修身修气，我们实际上就能消除分别心带来的惯性模式，最终直接发现内心。我们会发现空性并承认在那空性中利于成长的种种机会。我们一直渴望得到那些机会，但我们缺少获得机会的恰当的技巧。

在苯教瑜伽行派[①]中，有许多办法来对治内气以便把我们的烦恼情绪（如嗔、贪、痴）转化为功德，把愚痴转化为智慧。通过专注内气，我们就能抓住代表有问题之自心的那匹马，并将其引向正确的方向。代表我们内气的这匹野马就能够被驯服。

通常，当我们有想法时，我们知道想法的内容（它们的所指）。想法都是与事物有关的。我们用词语和形象编造故事，并带着感情和情绪对这些故事做出反应。或许，我们有一些感觉和情绪，并编造故事来解释它们，或对它们忧心忡忡。但如果你没有陷入这些故事的逻辑中，那么，你就能意识到你

① 嗔、贪、痴，统称“三毒”，亦称“三病”“三火”“三惑”“三恶趣”或“三不善根”。即佛教关于人们思想道德观念中应该彻底戒除的三种卑劣品质。——译者

在思索，你就有可能转移了对内容的专注，而是去发现那股气，那种动量或者思维背后的力量。一旦你发现并专注这股气，你就能运用熟练的技巧把气排除，并专注本然心[①]带来的开放空间。在持续专注空性后，更多的可能性就会显现在你的面前。

重要的是要强调一下分别心和自心本性[②]（我把自心本性称作开放的觉识）的区别。我们无须为了觉识而去思考。觉识不是思考。来自西方的人们常常把觉识或智慧等同于思考。这不是我所说的“觉识”或“空性”的本意。“开放的觉识”意味着识知根本的、始终存在的本然心，它宛如不满阳光的天空一样清净而开放。对于我们个人而言，这种状态是十分自然的。禅修之道会引领我们识知、信任并逐渐熟悉它。

我们开始可能会纠结在一个问题带来的境况中，大部分是纠结在“外在”的东西及我们据此编造的

① 本然心，亦称“平常心”，佛学名词。处于本身自然状态中心，超越所有概念的限制。——译者

② 自心本性，亦有“本心本性”的说法，如佛教中常有“明自本心，见自本性”之说。——译者

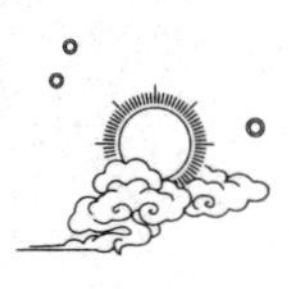

故事上。但是，我们随后就会把专注力直接转移到我们的呼吸和我们的身体感觉上，并开始感到故事背后的能量。这种能量实际上带有一种结构，是一个你能意识到的能量结构。这个能量结构（气）就是我们称作马的东西。这就是能抓住并驾驭的那匹马。我们用平常的或者粗重（体内）之气作为一种工具来引导专注消除对故事内容的奇思幻想并直接专注我们的隐蔽想法、感受和感觉的这个结构。在本书的修习中，我们要反复修炼把专注力从感觉到难解之境况、关系或挑战转移到专注那种挑战带来的潜在的能量结构上。当我们通过各种动作和各个具体的专注点练习屏息和呼气时，当我们呼出时，我们就能随之消除我们的愚痴带来的能量结构。我们将学会通过脉和轮组成的身体的细微结构来指导我们的呼吸。以这种方式引导和释放气息，我们就能一瞥自心的清净、开放的空间。

如我们所指，这个清净开放的空间就是自心的实际本性。这是人生一切功德之源泉。禅修的目的就是要识认并熟悉这个源泉。当我们识认并熟悉自心本性时，就能使我们感到一种更加喜乐、更为有益的存在状况。这是因为我们还没有识认并信任我们的自然空性为原本就存在的一个强大的源泉，因此，我们并没有生活在这个地方，也没有在此处行业。正因为如此，我们的善意就会缺乏战胜恶习的必要力量，因此，我们也没能发挥我们人生的潜能。

本书所有的修法会指引你抓住代表惯性模式的这匹马，通过把无分别专注力引向你的呼吸来控制这股内气，同时利用这种专注力和呼吸使内气移动，这样，你就能识认你的本然心。自心本性是静止不动和清净的，是永恒不变的，也是一切福祉与功德的不息之源。在本书介绍的修法中，我们用呼吸之气移开了遮蔽本然心之天空的乌云，显露一种识认自心本性的更加细微的觉识。我们的内心都有这个源泉，只是它被我们的各种念头和烦恼情绪所遮蔽，因此，它只是受到了惯性的遮蔽，这种惯性使我们无法识认我们的内心之源。我们会分心散乱。尽管人人似乎都在寻求平静和幸福，但我们经常从内心处向外寻求这种满足并试图在根本就靠不住的、变化无常的境况中确保平静和幸福。这种变化会引发进一步的不安和不满。我们追逐变化的东西，没有

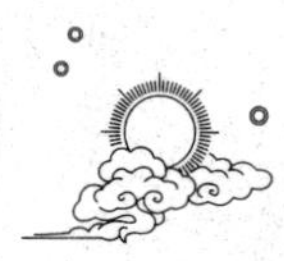

识认出那个永远不变之内心带来的深层的、可以安住的内心空间。

苯教的智慧教法探讨了三种机会，或离苦的身、口、意三门。在本书中，我们侧重在身门上。为了通过身门获得解脱，我们必须专注消除羯磨分别苦身所依的各种气并专注不变空性身带来的精微内气，这种精微内气有助于识认本然心。当我们探讨对治内气时，我真诚地希望你能够为自己的人生找到更多的灵丹妙药。

九大净息法

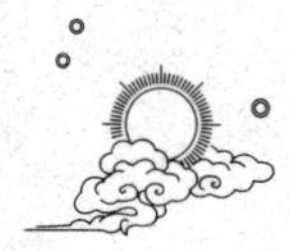

第一章　九大净息法

骑手（怀有固有意识的自心）骑在意念之马上，

在无障双翼的推动下，

从盈满菩提心露[①]的中脉道[②]掠过，

达至头轮[③]之神秘的大乐[④]门。

---

① 菩提心露（Bodhichitta，Byang-chub-kyi-sems），在大乘佛教中，菩提心露有两个层次鲜明的含义：一是传统的的菩提心露，指为芸芸众生获得圆满的利他动力。二是终极菩提心露，指的是直接实现空性的觉识或智慧。在密宗教法中，菩提心露也指经过体内脉道并在其中流动的滴露或“精液”。这些滴露被分为两种：白色滴露，相当于男精；红色滴露，相当于女血。——译者

② 脉，亦称脉道。三脉是中脉、左脉和右脉的总称。中脉是指轴线上或居中的脉道。它垂直贯穿整个身体，从会阴直到头顶，并经过五大神经丛或五大脉轮。左右脉分别位于中脉两侧。白色阴性左脉道被称作“舒适脉”，红色的阳性右脉道被称作“黄褐色脉道”。——译者

③ 轮（rTsa-vkhor-lo-lnga），有“五大脉轮”之说。藏医所说的人体顶门、喉间、胸间、脐间、私处等五部位之辐射性脉结。人体顶门的“顶轮”（头轮或大乐轮）呈内拱形，有三十二条白色轮辐或莲瓣。喉间的“喜轮”呈上拱形，有十六条红色轮辐。胸间的“现象轮”呈下拱形，有八条白色轮辐。脐间的“脐轮”（幻化轮或变化轮）呈上拱形，有六十四条红色轮辐和一个三角形中心。位于私处的护乐轮亦称海底轮。——译者

④ 大乐（dBe-ba-chen-po，mahasukha），在无上瑜伽部修持中，“大乐”指的是修持者对大乐的究极体验，大乐生成于与同伴或伴偶的结合（无论是观修还是实际的体验）。当这种究极大乐的体验随着对空性的直接体验而生成时，其产生的状态被称作“乐空双运”。——译者

固有意识之主赤裸[1]显现，

消除了智慧方面的各种概念，

自生的初始智慧识见自己的真容，

灭尽了无尽痴愚带来的黑暗。

我们已经讲过自心本性（也被称作本然心）是清净、开放的，也是纯净无瑕的。彻底证悟这一本性的人被称为“觉者”，藏语为“桑结”（Sangye）。该词由“桑”（sang）和“结”（ye）两个字组成。前者的意思是“纯净”，后者有“功德圆满”之意。由于本然心已是纯净完满的，因此，当我们讲到净化自心时，其意就是清除遮蔽我们识认纯净开放之心性的东西。作为一个过程，净化可以清除阻障识认本然心的各种模式并最终识认到自心本性（即智慧）。智慧的定义就是对自心本性的证悟。圆满指的是慈悲喜舍等一切功德[2]。由于安住开放的觉识中，功德会自发地自然生成。本源是空性，意识和识认

① 赤裸，文中多次出现英文“naked”或“nakedly”，因有“赤裸觉识”的说法，故直译为“赤裸”或“赤裸裸地”。——译者

② 功德（Yon-tan），指本领、知识、功能、优点。——译者

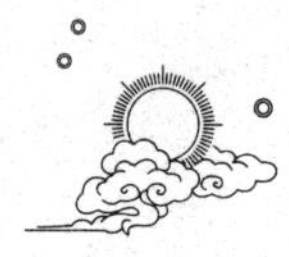

这个空性就被称作和合[1]。和合可以生成一切功德。圆满不是如俗语所说的能“熟能生巧”，它不是努力争取的东西。你本身就很圆满。这关乎识认空性并安住空性的问题。要安住空性并信任你的这个内心之源。正言和正行会自然自发地生成于内心之处。尽管你可能会认为获致圆满是一个漫漫长旅，或是一个崇高的理想，但实际上，就始于足下，就在此时此刻。认为它会在其他地方乃是愚痴的谬见。

相信并更加熟悉安住当下带来的力量在我们的日常生活中是极为实用的。我们的嗔遮蔽了我们慈的能力；我们的悲遮蔽了我们的喜；我们的偏见遮蔽了我们的舍；我们的贪遮蔽了我们的悲。这些功德对我们非常重要，甚至听闻这个真谛都会使我们的自心不会再贪执那个看似实有的“外在”世界（在这个世界里，我们正在无休止地欲想找到什么东西或改变什么），而是会帮助我们把专注力转向内心以便能专注和信任自心的真实本性。

禅修之道的传统目标是彻底地离苦以利益有情众

① 和合，亦称“合一”“相合”或“等合”等，如“轮脉等合”。——译者

生。尽管这是一个长远的目标，但当你按照本书中的修法进行修持时，我鼓励你密切关注你实际在过的生活。要思悟你与自己、家人和亲朋的各种关系，并在内心反思一下你的职业生涯。要以公民来看待你的人生，还要反思你所做的贡献。这些就是竞技场，在此你希望看到能有朝着积极方向发生的变化。怀着利他目的进行禅修肯定会利益与你共同生活的人及每天所见之人。这就会使我们不必在宗教修持时躲躲闪闪或痴迷于各种理论或抽象的原则中。

第一节　修持概述

“九大净息法”是几千年传承下来的一套禅修技巧。它把身体当作专注本然心的工具。大致说来，修持者要保持直立的坐姿以保持头脑清醒。这种姿势可以使人想象出体内有一个由三条光脉组成的一个简单的圣架结构。当思悟人生时出现了一些挑战后，要把专注力引向吸气，此时要把气息想象成在体内的某个具体道移动，要轻屏气息，然后呼出。当修持者通过某一条具体的脉道释放气息时，各种

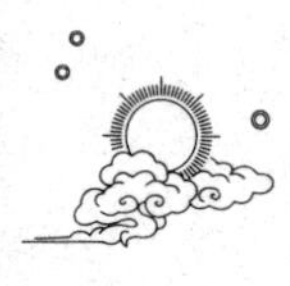

细微障惑也会随之释放，这有利于识认空性。在连续九次呼吸后，修持者会安住开放的觉识，把清晰的专注力转入空性本身，并与一切功德之源建立起联系。

以下是有关九大净息法的修持指导。我们随后将对这些指导进行详尽的探讨。

第二节　修持指导

五点坐姿

1. 坐在地板的坐垫上，双腿体前交叉。

2. 脊柱挺直，自成一线。

3. 扩展前胸，双肘与身体稍稍分开。

4. 双手置于膝上，在脐下四指处结禅定印。将拇指置于无名指根部。将左手手指置于右手手指之上，掌心向上。

5. 微收下颚以使颈背伸长。

如果坐在垫上感到不舒服，也可以坐在椅子上。双腿应在脚踝处交叉，同时让脊柱挺直自成一线，不要倚靠椅背，其他与上述描述相同。

眼睛

在修九大净息法时可以闭上双眼，以利于专注。在最后一次呼吸后，将专注力集中在空性上。此时，睁开双眼，让视线停留在你前方的空间，目光微微向下。

专注静止、寂静和空寂

摆好禅修姿势后，要稍稍专注一下身的静止、口的寂静和意的空寂。

观想三条光脉

观想、想象或感觉一下你体内的三条光脉。中脉始于脐下四指处，沿身体中心上延，在头部的顶轮处开启。这是一条光脉，散发着蓝光，宛如一片清澈阳光普照的秋日天空。想象着这条脉道的直径如大拇指般粗细。人体还有另外两条脉道，分别位于中脉的左右两侧，它们的直径略小于中脉，有如小拇指一般粗细。左侧为红色脉道，右侧为白色脉道。三条脉道在脐下四指处交接。尽管中脉在顶轮处开启，但当侧脉接近顶轮时，它们会在颅骨下方

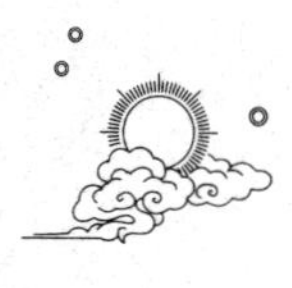

处向前弯曲，从眼睛后面穿过，在鼻子处开启，每个鼻孔连接一条脉道。右侧的白色脉道在右鼻孔开启，代表阳性能量、方便或善巧。左侧的红色脉道在左鼻孔处开启，代表阴性能量和智慧。

在专注三条光脉的同时，要继续保持姿势并安住静止。要倾听寂静，专注空寂。

净化白色右脉的三大呼吸法（第一套）

选择：把对一次愤怒或嗔怒的新鲜感带入自心。要意识到排除你的感受的那种想法。要想象那种感觉，要在身体、情绪及自心中专注它。

释放：用右手无名指压住右鼻孔，然后通过左鼻孔缓缓吸入纯净、淡绿色的空气。要想象着这股气息会沿着左侧的红色脉道运行至脉道的交接处。要稍稍屏住呼吸，同时，换一下手指，压住被封堵的左鼻孔。先是让气沿着右侧的白色脉道的通道缓缓轻柔地呼出，在气息将尽之时，用力把气呼出。要感到你专注的一切都随着呼气从右鼻孔全部释放出去，在空间消散。这套呼吸法要反复三次，要注意到白色脉道干净后的那个打开的空间。当你把专注力引入左侧的红色脉道时，要继续保持与那种空性的联系。

净化红色左脉的三大呼吸法（第二套）

选择：把最近一次对贪执的新鲜感受带入自心。持续那种感受，或者只是想一下用闲言碎语填充那个空间和寂静。

释放：用左手无名指压住左鼻孔，通过右鼻孔缓缓吸入纯净、淡绿色的空气。让气息沿右侧的白色脉道运行到脉道的交接处，屏住呼吸，此时，要换一下手指，用无名指压住被封堵的左鼻孔。先是缓慢轻柔地呼气，在气息将尽时，用力将气呼出，想象着气息沿着左侧的红色脉道流动，净化了红色脉道，并让贪执造成的纷扰消失进入空间。这套呼吸法要反复三次。要注意到，当红色脉道干净后的那个打开的空间，当把专注力引入中脉时，要继续保持与那种空性的联系。

净化蓝色中脉的三大呼吸法（第三套）

选择：要把曾经有过的疏离感、自我怀疑或缺

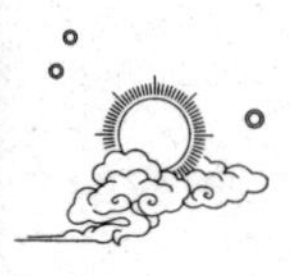

乏信心引入自心。让这种感受保持新鲜。要看着它，无须任何评判或分析，仅仅专注那种原本的感受。

释放：经过两个鼻孔吸入新鲜、纯净、淡绿色的空气，让气息沿着两侧脉道运行。要把气息带到脉道的交接处。稍稍屏息，然后将气息从鼻孔缓缓呼出，同时，要想象着细微的气息沿中脉上行，将脉道净化。在气息将尽之时，用横膈膜稍稍收气，并用力呼气，想象着通过顶轮将一切烦恼障消除，让它们进入空性之中。连续反复呼吸三次，你会感觉脉道越来越打开或感到蓝色中脉中的空性。

结论　安住空性

安住：要感到左、中、右三脉更加打开，更加干净。要把专注力引入你身体的中心处。当你轻柔地正常呼吸时，要专注那种空性和清净。为了培养对空性之感的熟悉，要让你的专注力安住开放的觉识。要安住于此。不要规划未来，不要沉湎于过去，也不要改变现在。要顺其自然。

这就是对“九大息气法”的总结。下面我们将更深入地探讨一些对我们日常修持有用的修持原则。

一、修持原则

姿势

取直立的坐姿以帮助头脑保持清醒。脊柱挺直就会使脉道自成一线。跏趺坐姿有助于生成一种细微的温暖特质。如果坐在椅子上，尽管你无法呈跏趺坐姿，也要将双脚交叉。结静心手印[①]之双手的位置能均衡和平衡自心。下颚微收以拉长颈背，这有助于控制想法和内心之语。

内皈依：静止、寂静和空寂

为了成功地运用能助你人生发生积极变化的各种修法，为了将你的痴愚真正转化为智慧，你需要专注内心的疗愈空间。转化过程的第一步就是要把你对羯磨分别苦身或你认为有问题之人的认可实实在在地转化为对空性的认可。简单地说，就是离

① 手印（mudra），在各种宗教中，手势是除了语言和脸部之外的表述方式。在佛教中，手印是修行者获得成就的重要一项。常见手印有：说法印、触地印、期克印、降魔印、坛城印、殊胜三界印、禅定印、大圆满印、法轮印、施依印、护法印、施予印、合十印、纯陀印等。——译者

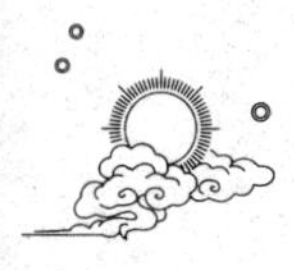

“真我”更近，离“自我”更远。

从一开始，就要保持身体的静止。通过静止，你会直接感到身体此时感受到的一切，因为你并没有远离它。你可能会意识到不适或焦躁。要与它同在，要直接地与之同在。要感受你的身体。与你身体的静止产生联系的每一刻都是治疗的时机。这是你一整天都可以做的事，也是当你开始坐下禅修时可以做的事情。要停下来，要静止不动。要感受你的身体。如果你能做到静止不动，你就是在通过身门，而不是退出或远离身门，也不会因心绪散乱和躁动不安而与自己失去联系。通过修持，你就能找到身静带来的内皈依处所[1]。

接下来，要把全部专注力引入内心的寂静，要倾听那种寂静。有趣的是，在倾听寂静时，你周围的喧嚣之声可能会变得异常生动。你内心的嘈杂之声也会变得更加清晰。此刻，让一切顺其自然。不要与任何事情抗争，只要继续把专注力引入那种寂

① 皈依处所（rTen），藏文原意为“基础”“据点”。旧译“所依”。凭借、依靠的事物。在佛教中，佛经、佛塔和佛像是佛、法、僧的所依。——译者

静，你就会发现一个深层的静谧宝库。你是通过口门进入开放的觉识之中的。你的内心对话实际上会自行停止。这也是你每天日常活动中都可尝试去做的事情。要停下来并倾听寂静。通过修持，你会开始相信，寂静带来的内皈依会把你带到更接近真实的自己。

最后，要把专注力带入自心本身。如果你在思考，请停下来，直接去关注那些想法本身。在苯教最高教法大圆满法中有一种说法叫“赤裸九直观”。要把赤裸的专注力引向当下。不要拒绝那些想法，也不要加以详述，只是听任它们自然生起，因为它们总归是要出现的。总之，你不要做任何事情，只要直观一个想法即可。不要拒绝想法，要接纳它，朝它走去，要走近它，仿佛想要抓住一道彩虹，穿过那道彩虹，你会发现空性。想法本身是不能存续的，一旦想法消失，你就会发现自心的内在空性。

为了产生专注自心的内在空间感，凝视天空有时是会有帮助的。走到户外去凝望广阔的天空吧。当你专注外在的空性时，你就会要感到你内心同样的空性。

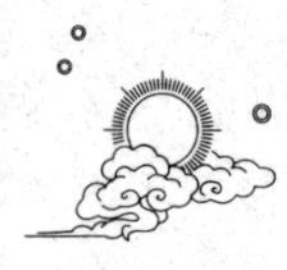

人们往往很难做到停止讲述他们的故事。每个人都有非常精彩的故事。但是，如果你把纯专注力转向自心本身的话，那么，这个纯专注力就会发现自心本身空空如也。那就是它的本质。因此，即便只有片刻时间，也要专注纯觉识，专注那个开阔的自心。这样，你就能通过意门进入空性之中。不要因反复思索穿过意门并与自己失去联系而激动万分，而是要通过无念的觉识之门或空性之门并找到这个强大的内皈依处。

在专注静止、寂静与空寂的过程中，我们使用了均可到达同一个纯净开放之处的三扇不同的门。通过这样的专注，你已经转化了你人生中的挑战，而不是制造种种挑战。

选择

如果你成功地专注了静止、寂静和开放的觉识，你就已经是在正确的空间中思悟生活中遇到的挑战或烦恼。要把那种烦恼带入觉识中。要直接专注它。因为你的身体是静止的，你也意识到那种静止，因此，你就更能与你感受的一切建立联系。要感受出现的紧张、愤怒或其他情绪。当我们感受不到身静时，我们就无法意识到我们体内正在发生什么，因此，就无法直接专注我们的各种感受。如果不能直接专注我们的各种情绪，我们就不能专注它们的结构（气），也就不会有释放或消除它的途径。如果你在静止的同时能够感受到那股气，你就已成功地择取了它。用计算机做个比喻吧，为了删除一个文件，我们需要先选中它，给它做标记，然后删除它或把它放进回收站。身静就是给你想要删除的那个"文件"做个标记。重要的是在这个过程中要保持静止带来的觉识。你可不想失去那种直接的联系。

为了择取得当，我们必须专注身、口、意这三个地方。在身的方面，我们要在静止中去专注，要意识到我们面临的挑战。保持直立的坐姿有助于我们在专注静止的同时直接感受到我们的惑。

专注的第二个地方也是如此。你要倾听寂静。寂静既极其强大又十分平和。当你讲话时，气息就会在体内游走。在你感到惑的情况下，那些气息不会有任何帮助。但当你静下心来并意识到寂静时，内气就会静下来。在那种沉静中，要把具有挑战性的一种境况或烦恼引入觉识。如果在那种寂静中你

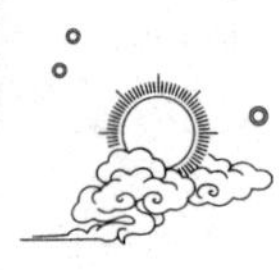

感到与那个烦恼的联系，你就是择取得当。如果你在自言自语，那你的择取就是不当的。马上感到内在的寂静是比较难的。然而，当出现内心对话的嘈杂声时，要把专注力引向嘈杂下面的那种寂静，而不是引向嘈杂的内容上。如果我们不去积极地参与滋育那场对话的话，它就会停止分散我们的专注力，这样，我们就能更直接地感到各种潜在的感情和感觉，而不是我们的各种想法及对我们感受的评判。正是通过在寂静中建立的直接联系，我们才有可能抓住烦扰之气并随着呼吸将其消除或释放。

最后，我们谈一下自心。自心需要在纯净、开放的觉识带来的空性中。那就意味着要远离自我。暂时不要担心你遇到具有挑战性之境况的原因。所有这些问题都在自心中。既然这些想法已经存在，就让它们存在好了。不要与你的想法抗争，也不要详述它们。大圆满教法中说："顺其自然"。从一开始，你没有顺其自然，因此，你会感到烦躁不安。现在你有机会让烦恼顺其自然，因此它就消失了。你烦扰的本质是短暂无常的。因此，只要顺其自然即可。在那个纯粹觉识的空间，你能够专注载有烦扰的气息。在身静中，你才能专注更粗重的烦扰之气。在口寂中，你才能专注载有烦扰的中气。在自心中，由于有广阔的纯觉识，最微妙的烦扰之气才会显露出来。

圣架

在九大净息法中，我们要修体内的三大主脉（光脉）。这是一个简单的圣架，会帮助你集中专注力，其帮助的方式使你能专注气息或充满惑障和冲突的潜在结果，引导它们消失，并发现一个更深层的空性。

观想这三条光脉对积极的内在专注力有所帮助。有时，我们专注内心但感到的是不满或不适。“我的脊背发紧，我感觉膝盖酸疼，我头有点痛，思绪混乱。”这时，我们只需把专注力引向白色右脉、红色左脉及蓝色中脉这三条纯净的光脉上。尽管人体内有多条脉道，但这三条光脉对于禅修者至关重要。痛苦转化为智慧就是通过这三条脉道完成的。这是我们圣架的核心。

通过三脉清三毒

三条脉就是三条通道。气或内在能量就是沿通

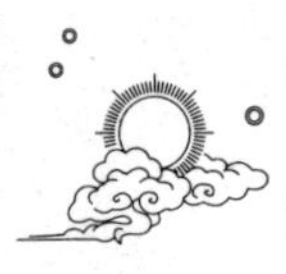

道行走的那匹马。骑手就是自心。目的地就是识认自心本性，即清净、开放的觉识。

九大净息法旨在净化或根除嗔、贪、痴三毒。一种古代的教法认为，三毒不仅是万苦之源，也是一切疾病之因。我们修具体脉道时会对每一种毒进行更为深入的探讨。

除了造成苦难外，三毒还会障蔽我们细微的智慧能量及出现在我们面前的各种功德。这三脉位于身体的最深处。你会在身体上发现你痛苦与痴惑的最细微的形式。如果你能在这一层面上消除痴惑的话，那么，当你识认并感受到这种消除时，它肯定会影响你的人生。如果白色右脉消除了我们的嗔带来的细微习气并排除了我们的感受时，就有利于表达出现世间诸如慈、悲、喜、舍等有益的功德。如果红色左脉消除了欲想填满空间的癖好或对万物或各种想法的贪执，那么，就会有助于对识认空性带来的智慧（觉识带来的纯净空性）。当蓝色中脉清除对自我的细微感时，对自我身份的纠结就会消失，也不会产生疏离感。当你的脉道干净、柔韧时，它们就有助于你清醒地、全身心地识认自心本性，并与一切生命建立联系，并因功德而生机勃勃。

脉道是一条纯净的证悟之道。如果开启三脉，你会感到身心健康。如果体内的静脉不畅，你就会得病。如果三脉不畅，你可能并不会总感到身体不适，但从内在觉识的层面上来看，你并不健康。作为一个人，你未能展示出你的全部潜能。

疗愈过程与你转移专注力的能力有关，这种专注力可以唤醒这些脉道及圣架。当你修九大净息法时，把意识转向呼吸并修三脉会使身心受益。让我们对三脉逐一进行更为深入的阐述以了解如何以一种个人的有意义的方式与这种修习建立联系。

通过白色右脉清除嗔

在我们的生活中，嗔会阻碍慈悲及其他功德的自然表达。我们通常把该毒视为恼怒、躁动不安或喜欢以某种方式拒绝我们的感受。你准备看看嗔出现在你的生活中吗？不是所有的嗔我们都能清晰地意识到。嗔是我们生存中公认的一部分，仿佛是注定的。如果你离开嗔，你甚至可能会感到你就不存在了，因此，你宁愿生气也不愿意什么都不是。有时，当你对生活中某些事、某些人感到愤怒异常时，

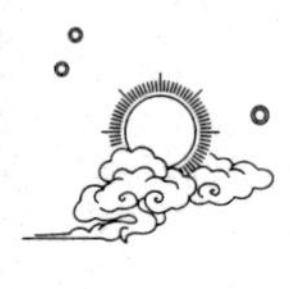

那么，愤怒是显见的，你会明确地说："我生气了。"但有些时候，你甚至都觉察不到，它只是一种内心的状态。你只需与之共处，不必说些什么，不必表达什么，也不必感觉到你情绪上的波动。它就是一种固化特质，这种特质与你同在或在你周围。重要的是要识认嗔出现在不同的层面上。

静止、寂静并专注空寂的自心能使潜在的愤怒和焦躁不安显现出来。很有可能有时，我们的繁忙生活成功地避免了不安。因此，当你停下来并专注于静、寂静及广阔的觉识时，打开了的那个空间会让隐藏起来的东西显现出来。当发生这种情况时，不要气馁沮丧。这是一个消除阻障其他可能性出现在你生活中的一个机会。关键是不要在惑中思考，在惑中思考就会去看谁在惹你生气，或要探究一个境况的细枝末节，甚至还会用一种分析方法看待自己的嗔怒之心。切不可如此行事。如果你能够做到赤裸直观，那么，那种直观就会具有消除嗔怒的力量。但我们常常无法做到赤裸直观。在观察时，我们就会开始分析、做出判断并给予评价。为此，我们会争辩、吵架，甚至可能会伤及他人。我们不希望走到那个方向上。因此，简单地说，底线就是当你生气时不要向外观看，而是要向内观看，把专注力转向自己的身体，专注所有的情感和情绪，无须详述，不要再进行分析。这就是专注嗔怒之气的含义。一旦专注了那股气，就有可能通过一种简单的呼吸联系将其清除。你就会在很短的时间内消除怒气，因为你直接消除了载有嗔怒的那股气。

直接专注你的感受非常重要，再怎么强调这一点都不为过。当你的观察不是赤裸、无染、直接的，那你就会生出各种想法。你认为你在改变，在进步，在修持，但实际上，除了在想之外，毫无进展。你是在原地绕圈而已。当云在空中移动、变换位置时，这并不意味着乌云消散了。天空的某些部分暂时稍稍避开了具体形状的云，但整个天空不是万里无云。与此相反，当感到万里无云的天空时，这是毫无疑问的。当你感到清净开放时，那种感受与简单地挪开东西或重新安排头脑中的东西是截然不同的。因此，当你识认嗔怒或与嗔怒有关的自心特质、行为或内心状态时，只要观视它，识认它而无须进行判断、分析和解释。

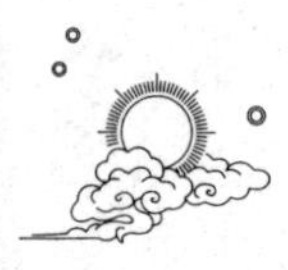

甚至在这种简单的修持中，专注嗔怒也会产生阻碍。“我为什么非得去想我的愤怒呢？我想摆脱我的愤怒。我会吃健康食物，会练瑜伽，会自然放松，我禅修以获得平静。现在你却要向我提起我的愤怒？”如果你做出那样的反应，你可能还未能正确地观视愤怒。也许你在观视你的愤怒时，你吓到了自己和他人，你马上就会责怪别人或怪罪自己。有些人不愿意责怪别人，或者他们感到害怕或困惑，所以，他们就会自责。另外一些人认为他们有权指责他人，如果他们的生活出了错，那一定是因为他人。他们经常批评别人，这也会很容易变得无望并对引起愤怒的境况视而不见。这种视而不见实际上是愤怒的另一种更加微妙的形式，因为，我们在拒绝自己的感受。在消除嗔怒上，这些方法都不会奏效的。

因此，我们需要以全新的视角去观视愤怒，要进行无染、直接、赤裸的观视。抵触与接纳之间的差距并不大，但有时却也可形成一道鸿沟。一些人需要花上十年的时间才能到达看任何事物都能感到舒适的那个地方。当你直接观视一个令人愤怒的境况时，这并不意味着你在伤害自己或者烦躁不安，也不意味着你批评他人或提起一个诉讼，这意味着你在有所意识，因此，只要观视嗔怒或与嗔怒有关的心绪或行为状态。当你能清晰地看到这样的一种状态并能在你的身体、呼吸及自心中感受到它，你就已做好准备进行清理白色右脉的呼吸练习。嗔怒在此脉中停留并阻碍了一种更深层的潜能。

在修九大净息法时，要用右手无名指按住右鼻孔。当你深长而缓慢地吸气时，要想象着通过左鼻孔吸进了一股淡绿色的、具有疗愈特质的气。要想象着吸进的气沿着红色左脉运行至三脉的交接处。当气抵达脐轮下的交接处时，要屏住气息，同时，把手指移到左鼻孔并压住左鼻孔，此时，从右鼻孔呼出气来。当你呼气时，要让气沿白色右脉呼出。在气息将尽时，稍稍用力呼出，要想象着载有嗔怒的气息全部从右鼻孔被排出，消散在空中。感受一下排空的感觉，然后换一只手，按住右鼻孔，用左鼻孔吸气。整个顺序需要重复三次。

如果你刚刚开始进行修持，你可能想侧重在通过白色右脉消除嗔怒，要重复多次以便更加熟悉这个过程。每次都要意识到嗔怒带来的所有问题，要

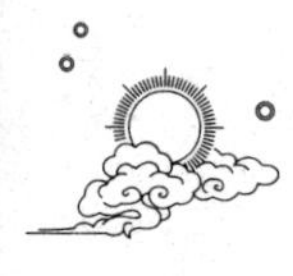

意识到深藏于你身体、能量及自心的嗔怒之感，甚至要意识到想要把你的这种感受排除在外的更细微的癖好。然后，通过红色左脉深深吸气，在交接处屏息片刻，换一下手，呼气，要想象着气从白色右脉全部释放出去，净化了脉道，并随着呼气消散到空中。重复进行此项练习直到你意识到发生了一种转变，然后稍事休息。保持正常的呼吸，同时专注右脉。你能感觉到某种程度的开放或空性吗？要继续保持脊柱挺直，在专注空性的同时要保持身体的这个姿势。

在释放气息时，可能会感到有些东西已经移动了，有些东西已经清除了，有些东西已经打开了。当嗔怒消失时，一个新的空间就会出现。当你熟悉那个空间时，你就会发现这个空间不是充满嗔怒之气的空荡之地，还具有了温暖的特质。产生温暖的东西实际上就是那种空性与你的觉识的和合。意识到嗔怒已经消散其中的那个空间就会创造出一个慈、悲、喜、舍的新空间。这些功德迟早会出现。要意识到它们。当你知道去意识的时候，你就会亲见一些东西。

通过红色左脉清除贪

红色左脉也被称作智慧脉。弥散在该脉道中的细微能量有助于识认空间和空性（内心的真实本性）。这种识认觉知就是智慧的定义。它受到贪毒的阻障。贪毒可称为贪恋，无论是对毒品、酒精、食物、工作或电脑游戏迷恋，我们也会痴迷于或执着于某些想法和观点。我们可能会沉溺于一切正确或事事不满足。我们通过各种沉迷寻求快乐和刺激，舒缓焦虑，或通过把自己与某些特殊的观点或活动等同起来而产生的一种可靠的自我价值。我们可能正试图填充我们感到的痛苦的空性，因为我们从来没有学会去识认空性（我们的内心宽广空间）产生的积极意义。当我们试图留住一种美好的感受或某个神圣的时刻时，我们会感受到贪执。根据教法，无论是白云还是黑云都会遮蔽太阳。无论你是被一块普通的石头还是一根金杖击中头部，结果都是一样的，都会感到疼痛。因此，我们要克服贪执带来的痛苦。

如果你没有获致彻底的圆觉，你就不可能舍弃所有的贪念。而为了过上一种更充实、更有益的生

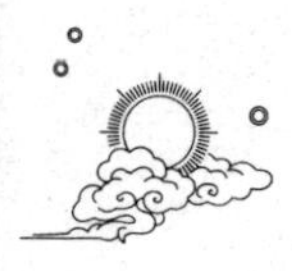

活，有很多的贪念是你能够舍弃的。当然，把贪念造成的痛苦感受最小化肯定也是可能的。当你处在恋爱关系中时，这种痛苦尤为明显。在这种关系中，你想感受贪执之喜而非贪执之苦。当你跨越了令人愉悦的亲近与令人不悦的过分依赖之间的这底线时，你就会感到痛苦。你曾说过或者听别人说过“我多么爱你！”这句话吗？无论是你还是正在说此话的伴侣都很怕听到“我多么爱你”这句话。你可能不是特别怕“爱”那个字，真正让你害怕的是载有那几个字的那股气，是这些字后面的强大能量。你是对载有“多么”那个字的气做出反应。那是你意识到的东西，那才是你害怕的东西。

或许，你认为在这个关系中你需要更多的空间，或你应该给你的伴侣更多的空间，“好吧，我想给我的伴侣一些空间，但是我不知道会对我们的关系有怎样的影响”。你的觉识比你的不安全感或贪执之心更加微弱。你计划要给彼此留些空间，但不知何故这个计划却没有沿着正确的方向进展。“我会给你空间的。那咱们打算何时再见呢？”“好的。我知道你需要空间，但明天就给我打电话吧。”你会感到度日如年。这些时候你该做什么呢？要抓住那股气不是抓住那个人。甚至不要看他。如果你真想看什么东西，就到公园去吧。看看有多少人在另一半不在身边时仍然在享受生活。加入其中吧。玩笑归玩笑，不要把想法全部集中在外面的别人身上，是要把专注力转向内心，感受你正感受到的一切。尽力找到一个更好的体位以帮助你把清晰的专注力转向内心。在内心，你说了很多。有些自语是你意识到的，而有些是你没有意识到，我们称之为潜意识妄语。有些气是你觉识到的，而有些气是你意识不到的。因此，要把静止、寂静和空性引入你的感受之中。

一旦你感觉与那股气建立了联系，无论是在你的身体、能量或自心上，你已经适时地选择了它。而后，你进行呼吸练习以通过红色左脉放出那股气。把左手无名指压在左鼻孔上，堵住左鼻孔。吸入新鲜空气，要想象着空气是一种淡绿色的、具有疗愈特质的能量。用右鼻孔深长地吸气。沿着白色右脉的通道直达交接处，稍事屏息，换一下手指，堵住右鼻孔。通过左鼻孔排气，随着呼气，清楚红色左脉的通道。当气消尽时，要感觉到贪执之气消散在

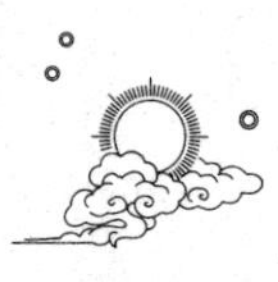

空中。在修九大净息法时，要连续重复三次后才能继续下一步。而为了达到更加熟悉脉道及熟悉通过红色左脉消除贪执之心的目的，你可能希望多次重复，直到你感到发生了一种转变。

每次呼气时，记住要专注左脉中的开启之感。要把专注力引入那个空间。要意识到那个空间。那种意识就像阳光一样。阳光带来了温暖。温暖会生成各种功德。在呼出最后一口气后，要让呼吸恢复正常，要以清晰的专注力安住红色左脉的空性中。

通过蓝色中脉清除痴

在专注并净化两条侧脉后，我们要把专注力转向中脉。要观想中脉。要想象着它的存在。不要试图费尽心力勾画出一个具体形象，要尽量感受这个中脉仿佛它已经存在一样。要感觉有一条发出蓝光的脉道或通道，这道光正从你的身体中心移过，它始于脐下，在头部顶轮处向天空散开。要把专注力转向这条光脉上，你就会感到专注和脚踏实地。

此刻，我们稍稍思悟一下痴毒。我所说的“痴”是指非常具体的东西，即缺乏对自我的认识。那是什么意思呢？根据般若智慧教法的说法，我们的真实本性就像洒满阳光的无垠天空。阳光就是指我们的觉识，我们的觉识能够识认内心的开放空间。当我们专注内心空间时，当我们认识到这一点时，我们就彻底与自己的内心建立了联系。我们就会感到自如。内心空间与觉识之光不会分离，它们是和合的。根据经验，要用“开放的觉识”表述空间与光之和合。开放的觉识是内心之源。专注这个内心之源，就会深切感受到一切都是恒久不变的，任何东西都不可能摧毁或动摇自己。这是我们真正的归依处所。真正的信心会由此而生。慈、悲、喜、舍等一切功德会从自然地生成于那个空间，都不会被正在变化的外部境况动摇或破坏。

当我们因想法和观念（自心的活动）变得散乱时，我们就失去了与这种空性的联系。尽管各种想法、感觉和情感并不一定阻障我们内心的开放天空，但实际上，我们的确受障。我们与我们的内心之源失去了联系，我们把这种失去联系视为不安和疑惑。我们寻求重建安全感，但我们的重点是外导性的。当我们与我们内心那个无限方面失去联系时，我们极力用其他外在的东西来取代那种感受。那就是我

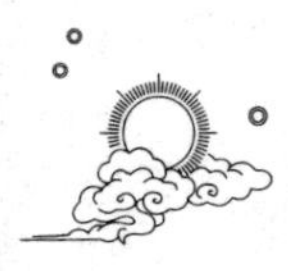

们总在旅途中始终感到不安的原因。我们总是向外寻求使我们感到安稳的东西。从根本上来说，我们每个人一生都在寻求获得某种安稳。安稳本身并没有错，但当我们认为安稳来自我们身外的原因和境况时就会出现问题。当我们找到可以帮助我们的东西时，我们会希望能够长久安稳下去，同时又会担心它无法持久。那是双调或双输的一种形式，因为，你注定会失去你找到的任何外皈依处所。你获得的任何传统意义的安稳都必然会消失。这就是无常的真谛。在某种意义上，你可能会说我们经常在错误的地方寻求皈依处所。甚至试图以这种方式让自己安稳都是一个误导他人的想法。不过，我们会不遗余力地这样做！保护自己的这种企图是痴的结果，即没能识认自己的真实本性。

不要仅仅在理论上理解根本的无明，让我们引导专注力去看一下在我们的生活中无明是如何表现的。与一个更真实、更深层的自我失去联系会有何表现？不信任、不熟悉清净、开放的觉识会有何表现？最常见的表现就是产生疑惑和缺乏信心。疑惑会出现在工作、个人关系中及感受自我身份的方式上。缺乏自信也可被认为是有恐惧和不安全感，这是与一个更真实、更深层的自我失去联系的结果。疑惑能表现为推进或赞同时的优柔寡断或犹豫不决。或反之，对结束某事和推进某事犹豫不决。你生活中在什么地方疑惑最为明显？疑惑在什么地方会妨碍你生命的流动呢？怀疑和缺乏自信会怎样妨碍你生活中的喜乐及创造力的呢？重要的是要思悟一下并把这种思悟带入修习之中。

首先，要与静止、寂静和空寂建立联系。然后，为了进行思悟，在修习伊始，要专修分别心，但只是最低限度地。回顾一下你近期的生活，要注意你感到不适、不确定或不安的次数。或许，会出现向你发起挑战的一种人际关系或一种你在逃避的工作环境。当你把一个环境或一种关系带入自信时，要把你的专注力从那个境况或那个人身上移开，要注意到你身体上的感受。要注意到你呼吸上的限制和你可能产生的紧张感。当你把全部专注力引入自己的感受时，在如此行事的同时不要对那种感受进行评判，无须进行思考或进一步的分析。只要与你身体感受同在，而后与你的情绪同在，最后就会与你的各种想法同在。如果你

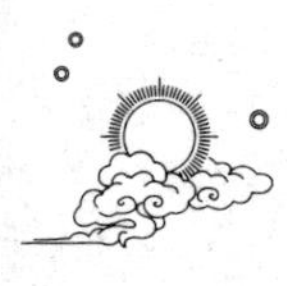

不加详述就能专注的话，这就是我所称的抓住了疑惑所骑的那匹马（或那股气）。

你如何知道选择什么并将之带入修习之中呢？要去选择选择了你的东西。要倾听内心。如果你思悟一下你的内语，你就知道你担心的是什么。如果你倾听了你内心的想法，它就是你经常要应对的某件事情，它似乎是如影随形的。如果你看一下自己的行事方式，你就会知道什么东西会根据身体来选择你。要去选择选择了你的东西。我并非在建议你去回顾你的一切理由或弄清你的理由充分与否。那不是我们的兴趣所在。我们正在尽力感受并专注那种疑惑之心那匹马。我已经介绍过抓住疑心之马的理念。你怎样才能抓到它呢？首先，要意识到你感到疑惑或缺乏自信的境况。然后，把专注力引入在身体、能量场及那一瞬间意识上你感到疑惑的方法上。一旦你意识到了这一点，你就不再关注那件事了。环境被引入自心以激发情感。

把专注力内引到你身体带来的情感和情绪上，要保持与它们的联系。要做到身静、口寂并专注意空。当你这么做时，就会唤醒疑惑之感。因为静止，疑惑之种会浮出表面，越来越明显。因为口寂，疑惑会在你的能量场或情绪中醒来。因为你的自心是无念的、无须评判和分析，因此，疑惑就在你的自心中醒来，逐渐浮出表面。一切东西都或通过静止、寂静和空寂的觉识逐渐浮现出表面而变得非常清晰，以使你能把它呼出。气息与你的疑惑有关，疑惑清晰地显现在表面上，没有受到思考和分析的掩盖或遮蔽。

此时，要通过鼻孔吸入纯净的空气，要想象着那股淡绿色的、具有疗治效能的那股气沿着侧脉的通路向下运行直至脐下三脉的交接处。要在此屏息片刻。当你开始通过鼻孔缓缓呼气时，要想象着位于交接处的细微之气正通过中脉向上排出，清除了携有疑惑的气息。在呼气时，小腹略微内收。在气息将尽时稍稍用力呼气。当你想象着所呼出之气是从头部顶轮排出时，疑惑之气就被排入空中。实际上，你是在通过鼻孔呼气，但是，你要想象着能量或细微之气沿中脉上行，与疑惑之气一道从头顶排出。

为了熟练这种修持，你可以多次反复选择气息并通过中脉释放的过程直到你感觉到发生了一种变

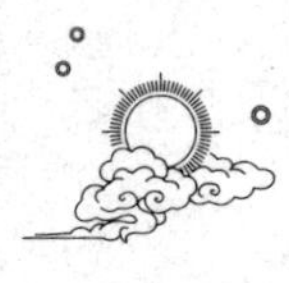

化。当你注意到发生了进入空性的一种变化时，要安住那里。要尽量意识到觉识整个过程。要看一下你能如何清晰地专注那股气（那匹马或你的疑惑之气），如何能够随着呼气将其释放，要侧重在通过头顶向上释放那股气。当你的呼吸释放时，要识认出那个清澈、清新的开放空间。多次释放呼吸后，让你的呼吸恢复正常。

释放呼吸的过程会带来一种开阔之感，最终是一种空性的状态。要意识到这种空性。即便只是一瞥之，也要让你的专注力安住那个空间。意识到打开的空间需要一种敏感智慧（细微的觉识）。

在你的呼吸恢复正常节奏后，要让你感到的空性扩充到你的全部及整个能量场，而后进入深层的意识中。由于一种蔽障被消除了，你对这个空性的识认就会像晴空中的太阳。你开放的觉识会产生一种温暖的特质。与那个感受融合为一吧。只要它清新就安住于此吧！

无分别觉识之力

人们经常会通过思考一个个细节、探究问题的起因或寻求问题的解决办法来思悟一个具有挑战性的境况或关系。你的想法可能会是这样的："疑惑？在与她处于这种关系前我从来没有特别的疑惑之感。她这个人太复杂。现在我怀疑自己的所作所为，因为她挑战我所说所做的一切。我不喜欢争辩。我觉得她太缺乏安全感。我不敢肯定她是否信任我。我想帮助她，但我意识到这的确是她的问题，是她需要努力应对的东西。既然我已经厘清了，我就感觉清楚多了。"而这恰恰不是选择的方式。一般说来，分别心进行的任何行动、交流和旅途都不是在选择疑惑之气，也绝不是应对帮助自心本性觉识的细微之气。相反，要把这种关系带入自心中，这可能会带来某些不适。要注意到你如何在身体、情绪及自心感受到这一点。你不要顺着对那个境况想法去寻找不适的原因或源头。你要直接专注那种感受，然后用修法消除之。其结果，你能发现的空性就是我们称作"源"的东西，在这种情况下，这个源就是治疗你疑惑的灵丹妙药之源。

你也许会关心一个问题，认为："我没有时间进行这种联系。我需要对付现实世界中这个现实的人。"当你怀疑一个人或者与之产生争执时，你该

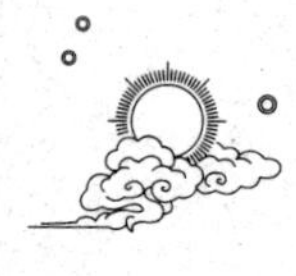

怎么做呢？你会向外看那个人或那个境况，开始进行分析，回顾过去，展望未来，并列出清单和组织你的行动计划。换句话说，你创造一些故事，这些故事是有关在所谓的现实世界之外出现的东西，而后你介入到故事中，把专注力集中在它们上面。在此一过程中的很多时候，你甚至都没有与你的情绪建立真正的联系，因为你在内心没有专注它们或意识到你的感受。你经常不断地进行批评、评判和分析。在如此这般一段时间后，你看一下自己，你该做什么呢？你会说："我这是怎么了？我无法相信我又是身处这般困境中。"你的确在做你向外观视时做的同样的事，只不过此时你判断、批评和分析的是你自己。

当你评判、批评、分析自己时，你不会真正感到你的感受，因此，你不会感到那股气。无论你是向内还是向外观视，问题都是一样的：你没有能与你的内心建立起一种清晰、直接的关系。

还是拿电脑做个比喻吧，我们能在你的电脑上看到三个文件夹，分别被称作"嗔""贪""痴"。在每个文件夹中都有许多文件，内含许多不同的内存和故事。没必要逐一打开每一个文件，因为任何故事的核心都可以归结为嗔、贪或痴。如果你想打开里面的所有文件，会有什么帮助吗？或许你会说："哦，那样的话我就会更了解自己。"内存你的嗔怒、所受伤害或不公的种种细节真的会有帮助吗？了解自己的痴还不够好吗？或许，你真的需要花更多时间来质疑你是否应该与这个人或那个人待在一起吗？要反反复复回忆这些故事你才能解决问题吗？此处的建议是不要担心你积累下的那些文件，当然也不要用陈年旧事编写出驱使行动的新文件。

想一下这样的一个情境：你知道你心有疑惑，你明白疑惑会产生各种想法，你也知道因为你的疑惑，当你试图与他人沟通时，你会变得言语含混、转弯抹角。你能看到你的疑惑如何影响你有效沟通之能力的。你也能理解在修九大净息法时清除疑惑的一些基本教言。但此刻，当你坐下来修持时，你的分别心依然活跃。"我知道我的伴侣在这个过程中所起的作用。这不仅与我有关。我打算跟他谈谈，否则，我就得一个人完成。"那种内心对话，那种分别心，与怀疑的能量状态没有真正的关系。它实际

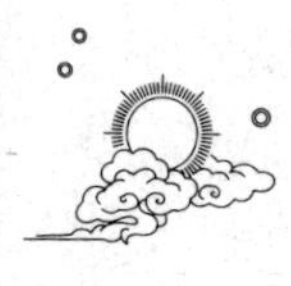

上阻障了潜在的能量状态。不要放任自己这样下去，不要继续进行内心对话。要直接专注疑惑之气。只有当你不再顺延故事情节时，不去管这个故事情节是多么令人信服，你才能直接专注身体的感受和情感，专注你呼吸带来的能量场及游移之心本身而不是某些特别的想法。

感受与当前境况有关的无分别觉识的时刻要比感受游移之心生出的一切想法更有价值。我相当肯定，许多人只是专注了游移之心讲的故事。他们没有直接专注他们的感受。他们修持了很长时间却看不到任何变化，这是因为他们以专注错的地方作为修持的开始。他们不吃营养丰富的苹果，而是在心里造出了一个苹果，然后假定通过吃那个精神之果就会获得营养。显然，不吃真苹果就不可能获得营养。在疗治过程中，一种无分别的直接联系而不是有分别的、间接的、失联的方法产生极大差异。

为了改变事物，我们需要重视无分别觉识之力。无分别觉识是积极转化（愚痴转化为智慧）的基础。无分别觉识会使我们发生改变、转化和超越。一切功德均源自无分别觉识。

因此，每当我们谈到要面对某件事时，正确地面对挑战的能力都是由我们与无分别觉识的联系决定的。每当我们能加持那种觉识时，我们就会成功地迎接挑战。每当与无分别觉识的联系式微时，我们只能依赖思悟之心，我们就会有更多的问题。

一些人完美地抵制了直接观视他们的问题。他们对事物能够进行精辟的理论上的解释。最终，他们能以如此优雅的方式彻底地避开各种挑战。于是，有些人会满怀激情地表达自己，然而，最终，没有任何变化。有时，当别人评判我们时，我们会抱怨起来。但当我们自我评判时，事情会更加可怕。我们经常以自我完善的名义评判自己，但评判之心并非那个了解或理解自心本性的那个心。

佛教的根本义理是，在克服分别想法之前，你无法获致圆满。你永远不会通过分析过程而变得彻底清净，这是因为分析之心不够缜密细微而无法感受自心本性。尽管可能会有许多想法而且不受它们的困扰，但请不要希望根本就无想法，那种希望只是一种妄念。实际说来，我们能减少彻底认同我们想法的习惯，因此，我们会有想法就决定了我们的

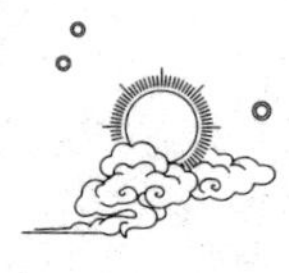

现实。你的修法要解决的问题是该如何应对你的思索而不是压制想法或是迷失其中，这样，你的思悟之心就不会使你无法全心投入。如果任何东西都不能影响你对内心圆满的感受，那么思悟就成了你内心空间的一件饰物，它不会阻障你的自心本性，也不会让你与自心本性分开。

因此，重要的一点是：要专注静止、寂静和空寂，然后直接观视内心。要在身体、话语及自心感到你正在感受的东西。要以一种直接、赤裸、无染的方式去专注当下。这会使你抓住游移之心的那股气并将其放出，去发现真正的自心本性。

在修九大净息法中，尽管确保清晰、恰当地选择要被清除的东西十分重要，但当你呼气时，不要担心正在呼出的是什么东西。当你点击电脑的删除键时，你需要去想删除的是什么吗？不需要的。你不必去想正在删除的是什么。选择过程才需要特别谨慎。还是以电脑进行类比吧，一旦你选择并准确地标出，你只需点击删除键。准确选择是关键，因为许多时候那是我们的失败之处。我们怎么会失败呢？举例来说，你开始会想："我感到了我的疑虑，但可能某种疑虑是好的呢？或许这个疑虑有用呢？”于是你开始详细分析。我不是在争辩疑虑的好坏，而在此刻，如果你想删除那个疑虑，毁掉那个疑虑的结构，不要动用你的分别心进行干扰。无分别心能够处理疑虑。但当你评判那个感受时，你就带来了分别心。当带来分别心时，感受就无法删除，所以它就只有留在那里。甚至你可能已做了呼吸练习，但感受仍然存留。

同样重要的是要知道，在任何给定呼气中，你可能都无法感到彻底释放出嗔怒、贪执或疑虑。但每次你呼气并放出气息时，都要觉识到你专注之脉道中的略微开启或空性。就像风在空中游动并驱散一小块云。当那一小片云消散时，你会稍感更大的一个空间。在呼气结束时，重要的是要意识到出现的空间。

每次当我们修九大净息法时，要记住修持的四个阶段：1. 专注静止、寂静和空性；2. 让感受出现然后进行选择；3. 进行练习并进行删除；4. 要意识到空间并安住开放觉识。安住的教言是：不要沉迷过去，不要规划未来，也不要改变现在。一切顺其

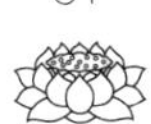

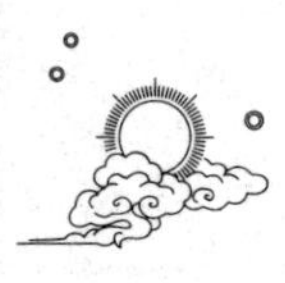

自然。让一切都顺其自然。

尽管这个修持被称作“九大净息法”，但为了净化那个脉道，在任何给定的脉道中进行连续三次以上的呼吸修法是完全可以接受，甚至值得推荐的。这取决于你修持时间的长短及你对净除的识认和感受。此外，尽管最初你可能是短时间地安住开放的觉识中，但要逐渐增加你安住的时间。安住开放的觉识的重要性怎样强调都不为过，但不要勉强。

二、修持结果

空性带来的觉识就像晴空中闪耀的太阳。如果太阳闪耀，空间就很温暖；如果中脉存有空性带来的觉识，中脉（你内心的核心）就很温暖。当你内心的核心存有温暖时，那种温暖就会生成功德，它们会在心中绽放、使你终身受益。

你持续禅修并保持开放和觉识的时间越长，你就越能在那个开放的空间中感到觉识带来的温暖。你感到的温暖越多，功德显现的机会就会越多。

当我们消除了嗔，我们就会培育慈悲心及其他功德。当我们消除了贪执，我们就能专注我们内心俱生的圆满；当我们消除了疑惑，我们就产生了信心。意识到并信任你内心的净空会使信心大增。要想象阳光透过放有一个盆栽植物的窗子。太阳不会说："请打开那扇窗。我需要获准与花交流。也许花不想让我照到它呢。"太阳根本就没有这些疑虑，花也没有。唯一的要求就是要建立联系。通过静止、寂静及无分别、无念的纯觉识，你与你自己内心的天空建立起真正的联系。你对这种内在空性的识认就是闪耀的太阳。由于你能增加识认的时间及那个联系的时间，由于你能够安住那个空性，你的内心之花就会生长。你清净、开放的觉识带来的内心温暖就会让你人生中的无限功德花繁叶茂。

当然，你首先要感到那个内在空间。如果乌云密布，就不容易建立联系。当没有联系时，就不会产生温暖，花也不会生长。当你删除乌云时，天空得以显露，才可能建立起真正的联系。这不是制造或者强造的事。你自心本性带来的开阔天空会自然显现。当你专注这一点时，当有了真正的联系时，要一直继续下去。你会感到日益增强的信心，这是温暖停留在那个空间之时间的结果。就是这么简单。

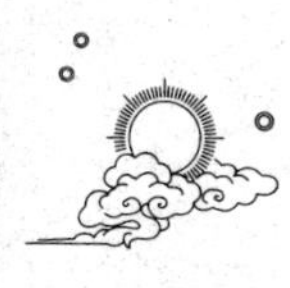

信心是自然生成的，不是通过更为缜密的思考、更为策略地交流或某种独特的方式行事形成的。这个结果绝不是制造或者强造出来的，而是自然而然地生成的。

那种温暖是在你内心核心处意识到空性的结果。当你与这种温暖建立起联系时，信心之花会自然开放。那是长久以来丢失的东西。重要的是要意识到空性并逐渐熟悉它。我们一直认为，内心的温暖是一种积极、绝妙的感觉，而我们大部分人都希望在生活中更有信心。但如果你看看自己的生活，你就会看到你常常渴望这种温暖的特质，但却失去了它，因为你一直不停地奔忙于各种活动和繁忙中，在思考、分析和探究着，所有这一切都会持续你渴望的那种温暖源之间的疏离感。令人悲哀的是，我们越来越熟悉与自己内心的疏离而无法身处在和自己的真正联系中。

在你呼气并删除了在修持中你选择的东西后，你接下来要做的就是再次安住那个空间。要把专注力引向一种开放之感或空性上。要安住空性带来的识认中。识认十分重要，而安住其中也同样重要。

如果在删除时你没能安住的话，那么，你就是在对话和思考，要停止内心的对话，这可能不那么容易做到。为了选择准确无误，你必须停止对话。为了进行删除，要停止说话。为了感受空间，要停止内心的对话。

通过九大净息法的这种简单的练习，如果你感到与空性更加紧密地联系，并明白使人生发生改变的能力将会来自那种空性。如果你做出愿意改变人生的决定，但什么改变都未发生，那是因为那些改变都是外在的。它们并非出自那个更深层或足够细微之处。要释放出嗔、贪、痴之气，把专注力引向那个已经变得更加清净的空间就是我们专注那个更深层的、更细微之能量层的方法。

如果你知道自心是多变的，你就可以影响它，你就会保持良好的状态。但如果你认为自心有俱生的固性，那这就是一个严重的问题了。你可能马上会想说："你不了解我面对的人生困境。"当然，人人都会说到这些事情，没什么新鲜的。这是相同的故事。当你知道自心会变化时，不要下大力气在内心的对话上，这是个福。你不会再因你的想法及你

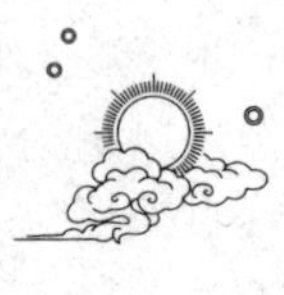

编造之故事的动向而失去内心感觉。各种想法会不断游移和变化，但你的内心感觉则不会。我们的游移之心会创造一个易变的羯磨分别苦身。我们真实内心本质是不变的。

当你继续进行清除三脉的修持时，通过反复和不断熟悉，你会开始愈发信任空性带来的那个空间，在静止、寂静和空寂中，你的皈依感会愈发深邃。空性及空性带来的觉识（空性与觉识的和合）就是对自己真实本我的识认。这种识认会把你与内心的一种更深邃的特质联系在一起。这种特质久已丧失。当你愈发熟悉那个空间时，你会在那个空间里感到温暖。让那温暖渗透你的身体、感官、皮肤、血肉、细胞、感官体验等。怎么才能做到呢？就那么简单。

如果你每天进行半小时呼吸修持，在很短的时间内你就会感觉越来越好。首先，即使你只是一会儿摆脱了你自己的模式，那都是一种奇妙的感受。一开始，你可能会问："这么做真的会有帮助吗？这种感觉异常强烈。我的这种感受已经很久了。呼气怎么能做到这一切呢？"要花时间熟悉并信任通过呼吸获得的释放感受，并相信空性是最安全、最值得信赖的地方。转变一种熟悉的模式并非易事。我知道这很难。但我们需要有愿意转变对我们痛苦及问题熟悉性的拥戴之心，开始信任空性。一旦你专注空性，现世生活的喜乐就会随即开始。我们从空性中的确真能创造有助于他人的福祉。

五轮与五大气脉练习

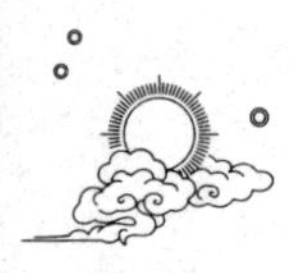

第二章　五轮与五大气脉练习

通过九大净息法，你已了解了圣身的细微结构。我们一直在修三条光脉并探究以下过程：1. 挑选我们面临的各种挑战、惑障和阻障带来的气息并与之建立联系；2. 通过三脉净除我们的烦恼之气；3. 发现空性和日渐细微的内心感受。因为你是以开放的觉识安住已经清净的空间，且安住得越发频繁和持久，因此，你会越发加深对空性的熟悉程度并信任之。

以下对圣身结构的详述可能会对消除约束性模式并发现我们的积极潜能十分有用。中脉里存有能量中心。梵文（chakra）和藏文（khorlo）的字面含义都是“轮”。在本书中，会使用“chakra”一词，因为它已被列入西方的词汇中。

本书所介绍的练习集中在中脉的顶轮、喉轮、心轮、脐轮和护乐轮（位于脐下四指处）五个轮位上。每个轮都会给予消除限制我们生活模式和培育功德的具体机会。我们要通过专注、呼吸和动作来消除种种模式，要通过安住开放的觉识、舍弃和更加熟悉开放的空间来培育功德。当我们转向已经打开的空间而不是继续向外专注某人或某种境况，或转向内心纠结的某个问题或某个故事时，我们就能发现身体具体轮位上独特、细微的能量。

进行五气脉练习可以开启脉轮以获得一直就存在的更深层的智慧。藏文“Tsa”和“lung”指的是我们在修九大净息法时一直使用的“脉”和“气”。在这些练习中，你要吸气，要把专注力和呼吸一起引向身体的某个脉轮。然后，你再次吸气，屏气，继续保持专注，同时，做一个具体动作，该动作专门用来疏通脉轮中的阻塞物和障碍物。呼气之后，要安住开放的觉识中，这会使你意识到更加细微的特质。尽管练习指南本身极为简单易行，无须费时去学，但有效的修持则需要更多的技巧。

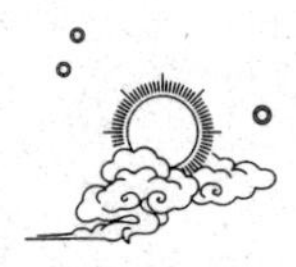

第一节　五大气脉练习

一、上行气[①]

净除一切感觉，开启顶轮，

生起大乐之气好和语之能力，

证得终极初始纯净法身，

衷心礼赞上行地要素之气。

上行气与顶轮

进行上行气脉练习是第一动作。它能净化喉轮和顶轮。让我们看看顶轮能给予的机会吧。要静坐片刻，并感受或想象着中脉的出现。要把专注力沿中脉引向头顶（顶轮）。当我们把专注力引向顶轮时，从能量上来说，就会出现专注空性（内心宽广开放之领域）的机会。自心本性始终如无云天空般地清澈明净。从根本上来说，清净就是自心本性，空性对我们每个人都是十分自然的，但我们的自然清净却因我们的散乱习性而未能得到识认。上行气

① 上行气，主管推动血管上行的气。——译者

会帮助你产生清净的感受。当细微能量在此轮被唤醒时，我们就会感到与一切生命建立了联系，因为空性弥散在各个界地。从一个具体层面来看，我们可能会感到心胸开阔，或可以用开放的心态应对每种境况。

当你把专注力引向顶轮时，要专注静止、寂静与空寂。而后反思一下你生活中阻碍空性的东西。当一块乌云看似阻障空性时，你可能会感到愤怒。要把一种境况或一种关系引向自心，在这种境况或关系中，你会感到愤怒、暗晦或焦虑不安，要意识到它并正确去选择它，然后进行上行气脉练习。在练习之初，重要的是要把一种富于挑战的境况或你感到不能自拔的关系引向自本心。当你把它引向自心时，你可能会把你对空性的不足感视为身体的紧张或不安，或会感到愤怒、不安或恐惧占有了你的情绪能量。你可能会感到内心散乱或内心活跃异常。或者，你只感到阴沉而抑郁。这些境况均受到气的约束，也受到无须评判或详述而直接赤裸地意识到这一点的约束，你会专注这股气。于是，你会通过动作练习选择将被删除或消除的东西。在选择之后，

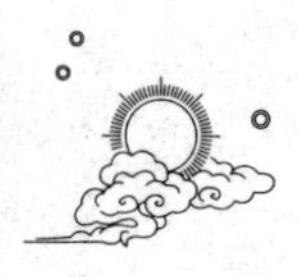

需按以下步骤进行上行气脉练习：

上行气脉修法

取一个舒适的直立的坐姿，最好是前面所述的五点式坐姿或椅上坐姿。在呼出浊气后，要专注喉轮，再吸入一口新鲜、纯净的气，然后屏气。要想象着你的喉咙充盈着气，就像花瓶满盈着甘露。无须呼气，要再次吸气，要保持对喉部的清晰专注。要想象着那种专注和再次吸气会产生一定量的细微热能，热能开始弥散，此时，你可以引导那股热能沿中脉上行直至头顶，要逆时针从右至左绕头五次再顺时针从右至左绕头五次，以净化和滋育你的感官器官及大脑。此时，要把气从鼻孔排出，开始要缓慢一些，最后要猛地内收横膈膜把气呼出。通过鼻孔排出外来的或者比较粗重的气息时，要想象着内在的、比较细微的气息会通过中脉向上喷射，气息及所携的一切惑障一起通过顶轮的开口处消散空中。惑障会从头顶消散空中，在那里瞬间消散。要让你的专注力安住顶轮的空性中。要感受新鲜如初，并安住于此。

每当重复这个练习时，要花些时间去选择你希望净除的东西，要进行练习，要呼出气息。最后，要安住开放的觉识中。当你通过呼气释放气息时，气会上行，通过顶轮，净除障碍。实际上，你会感到气在上行，上行的结果是消除了觉识空中的惑障之云。能够感到开放程度的大小都很有意义。这就是过程。空性是你感受的结果。识认并安住空性是关键所在。

你可以三遍、五遍或七遍地重复练习，要记住延长安住开放的觉识中的时间，这样就会增加你延长时间的能力。在完成这套练习（三遍或三遍以上）进入下一个脉轮前，安住开放的觉识尤为重要。

上行气与喉轮

上行气脉练习也能净化喉轮，因此，你可以重复另一套练习（三遍至五遍）以把更多的专注力集中在喉轮上。练习开始之前，要把专注力引向喉轮。反思一下自己说谎、恶语相向和以话讥讽攻击他人的种种习性。或许，你会不由自主地发出抱怨。或许，你从不把抱怨大声说出来，但在做出判断时，你会拉着脸或噘着嘴。你能看到自身的那些习性吗？你对此曾有感觉吗？我们每个人都会有感觉的，

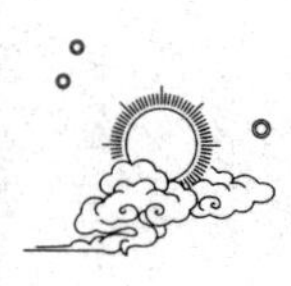

而问题出在我们意识这些习性的方式方法。有时，消极的话语可表现为一句简单的自我评价："哦，我不相信我又那么做了！"因此，首先要认识到那种抱怨，认识到那种抱怨的自然而成是多么令人惊叹。你知道你不想进行评判，但你意识到你还是在进行评判，即便你不想那么做。即便你的评判更好或更加恰如其分，但它仍然是一种抱怨。抱怨产生的能量是可以看到的。消极话语所依之气被称作"失衡上行气"，因为它异常猛烈，因此你甚至都来不及想一下该如何抱怨。如果你必须写一首诗，你会坐下来思考："我该怎样写这首诗？这里我该用哪个词呢？"而抱怨会随之而来。有些人极为平静地抱怨，声音柔和、友好，但它仍然是一种纯粹的抱怨。另一些人则希望世界上的其他人都能听到他们的抱怨，于是，他们高声大气，大声喊叫足以让邻居听到。无论怎样进行包装，抱怨都是失衡的上行气，说谎、说长道短和恶语诽谤亦是如此。

我们很多人都喜欢说长道短。有些闲话看似无伤大雅，而其他形式更加不雅，尖酸刻薄。你可能不愿意他人以某种方式议论你，但当你在议论别人的时候，你可能会找个借口："我们只是喝咖啡时闲聊一下。我不想伤害任何人。"闲聊是一个令人好奇的活动。当闲聊变得"有滋有味"时，一些人真的会变得清醒。"和你聊天真的太好了。我们应该经常这么聊聊。"你会看到一个人的身体怎样活跃起来，他们的双眼在期待中怎样放光。谈论佛教的开悟或空性智慧等是令人入睡的一个有效方法。但十五分钟有滋有味的闲聊之后，他们会说："我现在彻底清醒了。"这表明闲聊中有着某种熟悉的气息。

有时很难做到。人们经常会感到与自己内心对话的竞争局面，因此，你实际上是不再倾听自己而去倾听他人。缺乏不带偏见地倾听他人和清晰观察他人的能力是一种气，它内含烦恼情绪，肯定也含有惑障之念。通过归至静止、寂静和空寂并专注或进行选择就能直接感受到这些气，而后，通过上行气脉练习可以将其净除。在那个由此形成的清净空间里，全新投入的能力并不费力，因为你会发现，这是一种自然生成的方法。

或许，你把疑惑视为你人生中正发挥作用的一个障。你此时面临的是哪种疑惑呢？如果你想通过

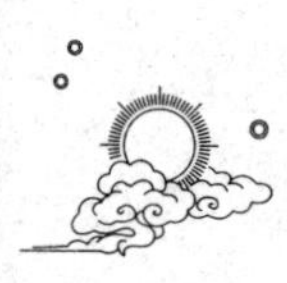

禅修做出改变的话，那么，你的感受必须是现有存在的。它必须是个人的、新鲜的。在对治疑惑时，要能看到它影响你话语的方式。缺乏自信会导致你沟通不畅，这可以表现为一种不够清晰、不够直截了当、不够坦率、谨小慎微和没有同情心的话语。要想象一下你与他人的沟通中缺乏什么特质。你可能会说："我太直言快语了。"那可能意味着你的声音刺耳，你是在朝着某人大喊大叫。那可不是直截了当，而是有点癫狂。在感到开放的空间和某种善意时，你能直截了当并说出你不得不说的话。但你可能不会发现，你说了一些你原本不打算说的话。你开口并说了你原本并不想说的话。于是，在说了一切之后，你会感到诧异："我刚才说了什么？我对想说的话本来有一个完整的计划。可我说的完全不是那么回事。"那就是交流中的一个障碍。从根本上说，所缺乏的是对开放空间的识认。那是什么意思呢？其意就是，在任何给定的时候，对空性的感受始终存在，而不存在的是你专注空性的能力。

因此，要反思一下话语的整个区域：你对他人所说的话，你没有说但又想说的话及你内心对话的声调。要从能量角度上看一下是否有什么方法能让你感到与它的联系。要意识到那一点，无须进行评判。这就是你选择需要净除之物的方法。而后，再次进行上行气脉练习，这次要更加专注你的喉部区域，要更感到气在扩散，滋育和净化你的喉咙，其练习方法与前述相同。当你从头顶释放气息时，你删除了已经选择的东西。要想象着负面情绪消失空中。

随后，把专注力引向喉轮，要清晰地安住喉轮打开的空间。以这种方式安住就是培育功德的最佳良药。

在论及喉轮的积极潜能时，常会用晴朗沙漠天空上闪耀的太阳来做比喻。太阳使我们能看到晴空。一种深层的完满感生成于对空间的识认。觉识之光与空间的交合生成了那种完满感。传统的比喻是走失的孩子在人群中认出自己妈妈的感觉。在那种识认中，母亲会感到完满。

感受功德之活力与喉咙有关，但你不可能因痛苦情绪和疑惑而感受到那些特质。当你闲聊或抱怨时，你与完满感往往是分开的。你或许已经看到你生活中失去的东西，但你并不了解，这种东西正影

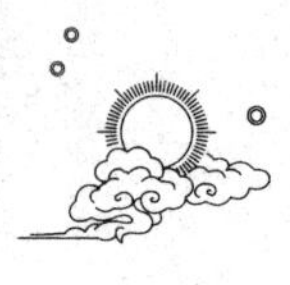

响着一个特殊的脉轮，或从能量上来看，你不了解是哪种气在引起这种东西。缺失的东西就是我们所称的清净。这些修法为我们提供了更加清净的图式和方法。

喉轮特别有助于每一时刻的活力带来的觉识，即呈现出的圆满和完整。因此，在顶轮和喉轮之空间的阻碍被净除后，要意识到空间宛如照亮天际的太阳一样点亮了一切功德之源，可视为完满。你是完满的，就像你此时是完满的一样。甚至只是模糊认识到空性都是开始了一个强有力的过程，这个过程最终会驱散无明带来的黑暗。

此处所阐述的气脉修持的作用旨在净除你生活中感到某种具体的征候。该征候就像遮蔽内心之晴空的一片乌云。你能运用上行气净除那片乌云，要具体专注你在努力净除的东西，净除的方法，以及该在何处净除这种征候。你正在净除你明显意识到为生活中的挑战或障碍的东西。你净除的方式就是运用上行气。你净除的地方就在喉轮和顶轮。就那么简单。

你此刻认识到人生问题及在修持中努力对治的

问题都不可能是开启圆觉之门的那把重要的钥匙。但这些枝节问题显然与本根有关。按照本书所述的方式进行禅修，你能用感受生活的方式做出直接迅速的改变。当你开始亲见这些变化时，它们就会成为继续禅修的动力。为什么呢？因为你的禅修成了直接对治影响你人生的那些问题的方法，那些问题的确根基很深。但当你继续修持时，你的觉识就会达至那些更深的本根。从直接意义上来说，你能解决一些问题以便能在工作中感到的更大满足。这种修持可能会有助于维系你的情感关系。有可能，你能生存的唯一办法就是改变某种习惯。你感到的任何人生挑战对认识它们并把它们带入修习中都是非常重要的，不要让你的修持成为对人生挑战的一种逃避。你想在家庭晚餐时感受空寂，而不是离开房间独自散步的时候。有些人生挑战是需要直接地、及时地应对。本书中所述的各种修法提供了那样做的一个方法。我鼓励你们全身心地、充满好奇地进行修持，把你的个人挑战带入修持中，并发现存于你内心的智慧。

我们许多人都认为，有些时候显然我们是“需

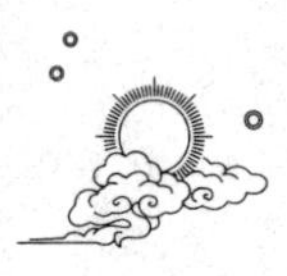

要一些空间”的。在我们这个现代世界中，当我们敷衍度日时，我们经常感到心急火燎。我们的自心承载着太多的责任或消极生活的琐事。有时，在一天结束时，我们感到精疲力竭，只想放松一下，看看电视或读一本好书。尽管我们在理论上能够接受这样的一个想法，即空性遍及所有形式，甚至我们的本心，但我们不可能感到与那种空性的联系或承认以任何方式出现的空间会对我们有所帮助。通过上行气练习，这些感受都会发生有意义的惊人变化。自心存有一种习性，注意到这一点非常重要，因为它会破坏禅修的积极效果，那就是我们从一个问题转到另一个问题的一种习惯。没有意识到这一点，我们就会沉迷在我们的任务清单上，或我们过于熟悉自己的问题以至我们会思考不断，甚至我们承认这么做无济于事时也是如此。

通过气脉练习的净除作用，我们净除了身体、情感和精神的一些习惯，模糊地认识到内心的一种更加清净、清新的状态。此时才是真正修持的开始，即对空性越发熟悉的修持。承认了在给定境况下缺乏空性后，我们会意识空性，正确地进行选择并运用呼吸，在这种情况下，用动作消除之。我们在正确的地方消除它就会生成正确的特质。在和顶轮联系后，我们就会更加意识到空间。那就是我们尽力要做的事情。这都是真的吗？真的灵验吗？我们得试试看。那是有趣的一部分。

即便你在说："是的，我的确感到了清净，过一会儿，我还是会想我的问题。"那是一个极好的兆头。你又去想那些问题不是个好兆头，不是这个意思，而是说你确实感到清净是个好兆头。这是培养熟悉性的问题。我们不缺乏对空性的感受，而是缺乏对感受的熟悉。我们都有一些惊人的感受：瞬间获致智慧、喜乐和仁爱，但是我们缺乏它们的稳定性。我们只是瞬间感到如此的清净。当我们感觉不清净时，这种感觉持续很长，感觉十分稳定。因此，再次强调一下，禅修是培养对空性熟悉的一个过程。

我想澄清一下有关选择电脑文件而后进行删除的这个比喻。请不要指望这个过程如电脑删除文件那般容易。"好吧，选中它。好的，按下删除键，删除成功！"我用这个作比喻旨在阐明一个程序的几个步骤。当我们进行删除时，的确会有一些事情发生。

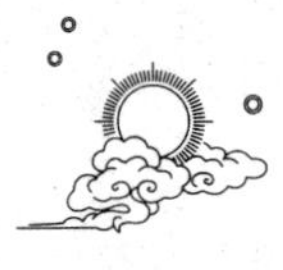

肯定有些东西已被删除，但那并不意味着已经删除了一种惯性模式的方方面面。你只是近乎完满，但不要指望一切会马上彻底地被改变。

根据古典经文的说法，由于进行上行气脉练习的持续修持，你的自心会更加清净，你的专注能力也会提升。你的话语会越发温柔和平和，越发清晰有效，它能使人和谐共处。这部经文甚至提到，人们会开始自发地大唱大笑！

二、持命气[①]

生发延寿、开启心轮的生命力，
净除杂念，点燃智慧之火，
证得终极初始圆满报身，
衷心礼赞生命力空要素之气。

持命气与心轮

要再一次把你的专注力引向身体的中脉，要运

① 持命气，人的生命之本，也是上行气、下行气、平住气和遍行气四种气的根源。——译者

用你的想象力去感受它的存在。要把专注力引向胸间，那里有一个被称作心轮的能量中心。持命气就存留于此。生命力气脉练习能取得延寿、增强意志力、记忆力和信心的结果，这些都是生命气具有的一切特质。从最高意义上来看，这股气有助于增强留驻或安住自心本性的能力。

让我们把这种能力带入日常生活中，并探究一下进行生命力气脉练习的方法。首先，要专注身静，倾听寂静，要暂时承认自心的无念的空间（空性感）。要保持一段时间直到你感到你已专注了这个内皈依处。你的专注力就在心轮上。

现在，要尽量意识到你感到与自己失去了联系的一种境况。由于这种失联，你可能会感到焦躁不安和愤怒。或许，你会感到悲伤和沮丧。这是与自己失联的同一块硬币的两面。只要你有能量，你就会焦躁不安、愤怒并表现出来。当你失去能量时，你就会消沉、感到抑郁。当然，当你那样时，就不会有任何热情或创造力，也就不会有意志力。或许，在生活中，你感到悲伤，感觉不到可能存在的生机或活力。你可能会感到晦暗、含混不清，或受到阻

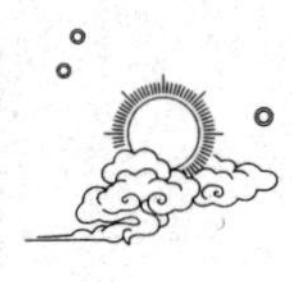

碍，动弹不得。

我们应用的是本书中所使用的同样原则：要把这种无喜乐之感引入意识和觉识。要观看它。甚至那可能具有挑战性，因为并非人人在与自己失去联系时都会承认。你会失去联系，但你却看不到这一点。有时，直到我们身陷令人沮丧或具有挑战的境况时，或是我们注意到我们在敷衍了事或逃避不愉快的事情时，我们才会承认。我们的专注力正在思索一个所谓的问题，但这个问题的根源正在与问题本身分开。因此，把专注力引回并看一看。有能力这么做已是很好的一步。

在把专注力引回内心后，问题就是：你怎样去看？方法是要看一看正在发生什么，无须进行详述和评判。不要对已经发生的、正在发生的或尚未发生的一切进行评判。我们尽力要做的就是看一看已经存在的东西，并在身体、呼吸（能量上）和自心三个位置上看它。例如，在身体上，你可能会产生一种沉重感。在能量上，你可能感到紧张或焦躁不安。在心理上，你会很容易感到心神散乱或感到一些不必要的想法。或许，你不是十分清楚你自己的感受。我认为，操之过急不是一个好主意。如果你不是很清晰，就不必清晰，但如果你的疏离感已有了一段时间，你清晰地感受到了，那就去应对它。要把你的专注力引向这种不清晰感或出现的不安或抑郁感上。再次强调一下，这种感受可能并非是你总能感受到的东西。或许，它只出现在周日晚上周末即将结束时。或许，当你上班看见某一具体的人时你才会注意到它。因此，把那种关系或情境引向自心，然后转移专注力，把专注力引向你的身体、能量和自心。要特别专注自己的心轮。要尽可能清晰地专注正在发生的一切，无须再行评判和详述。只要感到它。你在以这样的方式进行选择，现在你可以开始练习以净除你已选好的东西。

持命气脉练习

取一个舒适的直立的坐姿，最好是前面所述的五点式坐姿或椅上坐姿。把双手置于腰部两侧。要专注心轮，呼出浊气，然后深深舒缓地吸气并屏住气息。要想象着你的心轮充盈着气息带来的甘露。当你再次短暂吸气时，甘露会变暖。然后，要引导甘露在你心区扩散，同时做以下动作：右臂伸展，

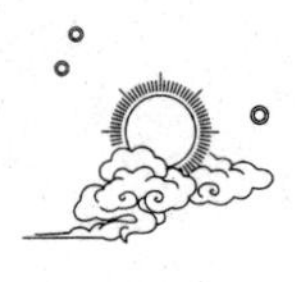

手指并拢，胳臂绕过头顶，先绕头前，然后绕到头后，再绕到一侧。在做这个抛索动作时，要伸开手指，每一圈结束时再次并拢手指。这个动作要做五遍。然后，在左侧重复这个动作：伸展左臂，前伸左臂，按照抛索动作绕一圈，手指交替开合，要保持对心轮的专注。要继续屏息和专注，将双手放回腰部两侧的位置上。开始向右转动上半身和肩部，共五次，然后向左五次，锻炼心区。要返回中心位置并通过鼻孔释放气息。要想象着心区在呼气，释放出所有不平衡气、负面情绪和各种阻碍。它们会即刻消失空中。双手要结禅定印，在描述五点式坐姿时对此进行过解释（见第 16 页）。

要意识到开启带来的这种身体感受和能量感及你自心中的开启。要安住自心带来的空性。要重复这个练习三遍、五遍或七遍，要逐渐增加你能够安住开放的觉识的时间。

在这套练习结束时，要保持你的专注力在内心。感受是开放的，觉识是意识到空性。那种觉识犹如阳光，因此，你越意识到空性，带入你内心空间的温暖就越多。带入你内心的温暖越多，你越能自然地感受到喜乐之类的功德。由于负面蔽障的灭失，功德就会自然生成。

觉识是照耀内心天空的内在太阳。那个太阳的温暖会孕育出喜乐之类的功德。要继续感受你内心觉识带来的温暖。当你专注功德的显现时，要让那种功德渗入你的内心，要想象着它遍及你的肉体、血液、身体细胞、面部和双眼。要让那种功德渗入你的表情。要在身体上感受那些转变和变化。

想一下下面这个比喻吧。要想象心轮宛如一座长满杂草、青草和石子的小花园。杂草、青草和石子分别代表你的抑郁、悲伤和不净。当你看着自己时，你会看到并感到自己的积极潜能受到阻障，更像一座杂草丛生的花园。当你意识到这一点时，你就选择了它。当你在做肢体动作时，你就是在给花园翻土和除草。当你实际呼气时，你是在清除那些杂草。现在土地开阔、平整，在土地中，功德之种原本就是圆满的。在大圆满法中，本初圆满之观念被称作任运成就[1]，其意是一切功德在内心空间里原

① 任运成就（Lhun-drub），自然圆满和天然成就之意，佛书译为任运成就。

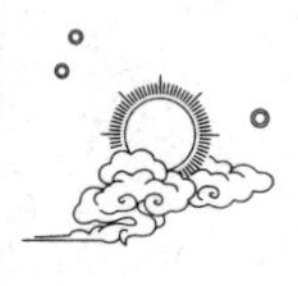

本就是圆满的。例如，喜乐之种原本就存在。由于内心空间是清净的，因此，你就能专注那种潜能并看着其表现形式的出现。现在你要觉识到那片平整、开阔的土地。

对内心之处而言，你的觉识就像水、太阳和空气，因此，你的觉识安住那个空间的时间越长，你就会越发熟悉那个空间，植物就会生长、开花或结果。出人意料的是，你会看到它。它不是你通过努力制造出来的东西。当它出现时，重要的是要识认它。还是以这个比喻为例：作为一名园丁，一旦你准备好了一块土地，播下一粒种子，你就会关心从发芽到开花的生长过程。在禅修过程中，“照料它”就意味着无须进行详述、评判或更改，只是持续去意识。觉识的温暖对那个空间影响的时间越长，变化就会越快。你对那个空间越熟悉，你就会越发感到稳定。一旦你净化了那个空间，就要安住于此。

一旦喜乐显现，悲伤就无处可在，因为，喜乐会以某种形式显现，而那种形式会占据悲伤所需的空间。这个逻辑很简单。问题在于如何去做。令人惊讶的是常常缺乏对空性的信任。下一次当你感到极为悲伤时，不要想法关上大门、关闭电话、取消约会、切断与世界的联系，而去睡觉（当然，人们会做这些事情），只是向内心观看。要在觉识中控制它，同时要归达身静、倾听寂静并专注空寂。要反复练习直到你感到向空性的一个转变。而后，你能离开那个开阔之地去睡觉。这非常好。那是一个睡觉的好地方。当你从睡眠中醒来时，会有一个让你面带微笑醒来的极好机会。因此，当你下一次感到强烈或具有挑战性的负面情绪时，就进行这种气脉练习吧。不要提问，只要去意识，并进行气脉练习。

我们总试图去对治烦恼之心，而不是去对治引发烦恼之心的事情和最初造成问题的人及根本原因，即缺乏对自己真实本性的识认。要想象聚集着很多人的一个房间。当烈日炎炎，窗户紧闭，太多的人近距离地在一起呼吸时，你会确切地体会到一个郁闷之人的感受。你该做什么呢？注意到你的感觉不很清晰时，你会说“我怎么了？”如果你几个小时不停地问自己那个问题，你的感觉会越来越糟。你会因寻找自己的问题而疲惫不堪。而后，在某个时候，你会认为，那根本就不是你，而可能是坐在你

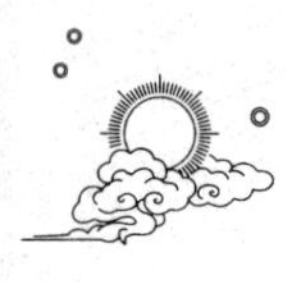

身旁的那个人，他是让你不舒服的根源。你会思忖一会儿。你甚至会把别人牵扯到你的推断中，你会打个电话或发几封邮件。但第二个解决办法就是起床，打开一扇窗，让空气循环。几分钟后你就会感到清醒。

如果我问你喜欢哪一种解决疑惑的方法，你会选择第一个还是第二个呢？显然，第二个效果更好。内心也是如此。内心需要新鲜空气，需要恰当的专注，需要用内心的清净、开放的空间带来的觉识的滋育。在这个空间里，细微的空气会流动和循环，细微之气有助于慈、悲、喜、舍这样的功德。那正是缺乏的东西。

贪执我们的痛苦身份

假如你在对治你的悲伤，并已通过气脉练习成功地将其净除。那些乌云已不见踪影，空间得以显露，太阳照耀着，温暖出现。此时还会出现什么呢？会出现喜乐。为什么呢？因为消除悲伤会打开生成喜乐的一个独特空间。在那个极为独特的空间里，喜乐是潜在的，就在那里等待着，只不过被悲伤之云所遮蔽。因此，当空间接受了你的觉识带来的温暖时，随喜功德就会出现。当那个内在空间接受了足够的温暖时，喜乐就会通过你而显现出来。你的身体结构实际开始有所变化。你的眼中会含有一种明显的喜悦。你会在各种境况中看到积极的潜能，你的话语开始发生变化，你可能会发现自己不由自主地微笑，甚至是大笑。你的行为开始发生变化，因为喜乐已经唤醒了你。

但令人遗憾的是，有时，在喜乐达到这个成熟地步前，你就关闭了，如同断电一般。可能是出现了短路，可能是开关出了问题。就这么回事。温暖不再。你在禅修时感到的最初的热情出什么问题了吗？不满情绪不断增长。你觉得仿佛自己的禅修毫无效果。你一直竭尽全力以净除某些东西，但似乎你更加贪执你竭力要清除的东西，而不是清除后出现的东西。“我清楚自己的状况。我和朋友们讨论过。我们因痛苦建立了联系。实际上，我认为痛苦会把人们聚集在一起。我的父母因为这种痛苦而爱我。我的支持团队因为这种痛苦而爱我。甚至我和我的医生也因这种痛苦有着良好的关系。如果没有这种苦，我该做些什么呢？我会失去所有这些良好

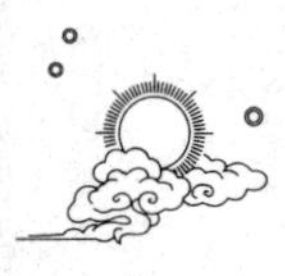

的关系！我的世界会空空如也。”尽管这可能有点儿夸张，但我们总是有意识或无意识地害怕失去我们熟悉的东西，即便是痛苦。

我们对我们的羯磨分别苦身的贪执越来越细微。假如你的确逐步地克服了你生活中的某种贪和苦。你已经努力修持，并设法克服了你人生中的一些痛苦和困惑。但当你真的克服了它时，你会抓狂的，这令人极为震惊。“这很无聊。这里没有生命。我无话可说。我已失去了活力，毫无创造力。”你会发现你的创造力、对话和交谈都与痛苦有关。因此，当痛苦不在时，一切都会停止。“我不知道该谈些什么。”在你内心空间的寂静中，你找不到任何话语，也没有其他话题。你的概念性推断和追求都已终结。

为什么这个空间毫无生机？这是关乎把生命带入那个空间的问题。这就是当谈及觉识带来的温暖时我们谈论的东西。觉识是什么？就是空间本身。花上十分钟去专注内心的清净、开放就会带来温暖。在那种温暖中，喜乐会随时生成。当喜乐生成时，重要的是要意识到它。喜乐生成带来的觉识能促生喜乐或使之成熟。

正如我所言，这甚至会反映在我们肢体行为上。你的皮肤、面部及双眼，还有你的肉体、血液和细胞的那个结构，过去都曾表现出你的悲伤，现在都开始发生变化。你的身体正在接收一个不同的信息。当喜乐在那个空间出现时，就完成了一个循环。此时，不要表现出你的痛苦，要显现出你的圆觉。

做气脉练习时，不要指望能获得即时、惊人的成功。要期待它会有效果。要期待它可能会具有挑战性。但与不断纠结在惑障和负面情绪相比，那个挑战无足轻重。

当你下一次生气时，要意识到你想说的一切都被称作“失衡上行气”。于是。你就会想：“在那股气出现在话语中之前，我要把它释放空中。”如果那股气走向话语，要进行上行气脉练习。有可能，它没有在向话语方向聚积。有可能，它会以一种内在情绪的方式更加自灭。你对自己如此气愤，如此失望，以至于你想逃离这个世界。你感觉如此压抑、孤独、得不到你想得到的支持以切断与这个世界及与在这个世界上的所有人的联系。你陷入自己的思绪中。那么，你该怎么办呢？不要在此思虑过久，

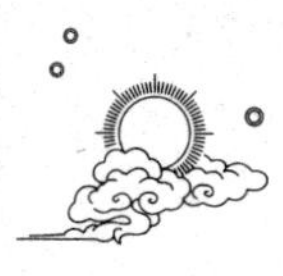

要进行呼吸。要承认那种感受非常生动鲜活。要反复进行持命气脉练习。要专注并释放你感受到的一切，要感到潜在之气从你内心释放出来。

再强调一下，不要迫不及待地指望能获得此处描述的一种成功的修持。不过，你能指望更好地睡上一觉，你能指望你的烦恼会减轻，但你不会马上看到仁爱之花。那可能是需要一些时间的。但当你修持时，你就是在准备土地。每当你安住出现的开放处时，你就是在用温暖和湿度滋育那片土地。因此，你内心已有的仁爱种子很快就会出现。专注你的内心就是你希望多花时间的地方。当你越感清晰时，更加专注那个空间就会生成更多的温暖。当你继续几天重复进行持命气脉练习时，某个时刻，你甚至可能会忘掉你的感受有多糟。但是，不要认为一切都结束了。你必须继续修持。当你发现那个空间时，才有可能因烦扰更少而温暖那个空间。

既然你已开始温暖那个空间，因此，此时会出现许多错误。你可能会开始四处寻找另一个问题，因为，那是你如此熟悉的东西。这是一个错误。你该做什么呢？要继续用你的专注力温暖那种空性，直至喜乐或仁爱从那个空间完满呈现。喜乐的圆满呈现是某种确定感，至少在那个条件下、在那种关系中即在那个具体的问题上不再有悲伤，这种悲伤过去在这些方面曾占有了你。

我们每个人都会提出这样的问题：较长时间地驻留在开放的觉识中有什么意义呢？对于瑜伽[①]师而言，留驻那个空间的每一时刻都是与神同在。因此，欲想与神相见之人为什么要让那种联系更短呢？当你遇到神时，你会说："神啊，对不起，我还另有约会，改天好吗？"假如一个孩子与他的妈妈在人群中走散，正在寻找妈妈，并想着妈妈的爱和联系，他会说："哦，对不起，妈妈，我现在有点忙"吗？对于失去自我多年、最终有找到片刻的真实自我感的人来说，他会说："对不起，自我，另一个自我在等我。你看似是一个真正的自我，但我有另一个自我，它实际上不大像真正的自我，但我还是有点被它吸

① 瑜伽（yogi），源于古印度文化，是古印度六大哲学派别中的一系，探寻"梵我一如"的道理与方法。现代人所称的瑜伽则主要是一系列的修身养心方法，包括调身的体位法、调息的呼吸法、调心的冥想法等，以达至身心的合一。——译者

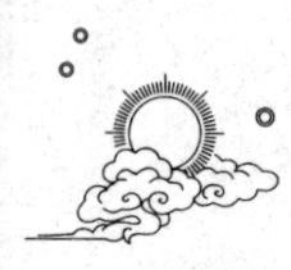

引。至少是现在。我要外出去短途旅行，请你在这儿等我，好吗？”你会说那样的话吗？可能不会。因此，这些都是好的理由，让你愈发熟悉安住，熟悉让自心安住开放的觉识。

三、火状气

消化食物，发出热量，开启脐轮，
滋养体力，迅速点燃大乐的热量，
证得终极非二元化身，
衷心礼赞火要素之气。

火状气与脐轮

下一个轮位于脐处。这是我们专注火状气的地方。火状气与消化关系很大，它能提供身体上的物理热能，并从我们的食物中汲取营养。当火状气不足时，我们就不能适当地消化食物。但消化原理涉及很广的范围，从总消化到微消化，从消化我们的食物并汲取营养的火到消化无明的精微的面纱，最终获致空性与觉识和合带来的大乐。

我们觉识的细微热能可以消化各种想法、情绪和二元性本身。这些想法会阻障功德的彻底显现，因此，当这些阻障消失时，我们觉识在脐处产生的温暖会使功德成熟起来。当这些功德成熟时，智慧就会消化或清除无明带来的黑暗；喜乐会消化或排除悲伤带来的沉重感；仁爱就会消化或消除嗔怒带来的混乱。喜乐和仁爱都具有消化我们的阻障物的热量特质。喜乐和仁爱是自我治愈的重要特质。慈悲的热量可以燃尽自我中心，在利益他人上至关重要。喜乐、仁爱和慈悲都有自己的特质，这些特质都自然生成于空性与觉识的和合。换句话说，当我们专注自己内心清净、开放的空间时，当我们承认那个空间并给予专注时，仁爱、喜乐和慈悲的种子就已经显现出来，在需要它们的时候，它们就会显现。

我们的烦恼情绪（嗔、贪、痴、妒、慢）会阻障我们功德的显现。这些烦恼情绪经常不为人知，或极易向外投射到外面的东西和外人上。“那个人让我感到恶心。我真不相信他会做出那种事。”“我的家人太物质至上了，我受不了和他们待在一起太长的时间。”我们都熟悉“未了事宜”这种说法，未了事宜指的是悬而未决的冲突和人与人之间的矛盾。

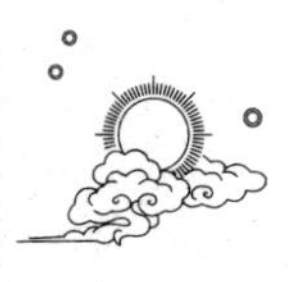

理解这一点的另一个方法就是把它看作一种尚未适当消化掉的情感冲突。在进行火状气脉练习时，要用我们的细微之气带来的热量去消化我们的烦恼情绪。我们不是在用分别心去分析我们的问题，而是在使用无分别觉识带来的强大方法。

让我们再深入地探讨一下吧。要反思一下生活中你与他人间的关系。你或许注意到一种有点棘手的关系，从轻微的、几乎无法察觉的不适到更糟的一种感受。或许，当你把曾经出现或正出现在你生活中的一个事件或一种境况带入自心时，你会感到这种不适。这种不适就是未经消化的情绪，它能被带入你的禅修中，也能通过火状气脉练习被净除。

要把专注力引向脐轮，让这些不适的感觉或感受自然出现。通过进入身静、口寂及觉识带来的纯净、开放的空间，要让这种不适更加清晰地显现。当出现感觉和感受时，要在身体、呼吸或能量上直接感受它们并在自心中清晰地看到它们，无须进行详述或评判。这样的话，你就正确地选择了你要净除的东西。重要的是，要允许你的感受彻底地显现，无须进行评判或加以排斥。或是，你须以消除你所厌恶之物的态度进行修持。这正是针对你自己的另一种形式的嗔或怒，因此，重要的是要让这种不适充分显现在觉识中，这样也可以消除之。接下来，要进行火状气脉练习，步骤如下：

火状气脉练习

取一个舒适的直立坐姿，最好是前面所述的五点式坐姿或椅上坐姿。双手置于腰部两侧。在专注脐轮时，要留出充裕的时间选择要净除之物。

要吸入滋润之气，并按以下方式在脐轮处屏住气息：上提骨盆平台（固定盆腔器官的肌肉）、会阴及肛门括约肌。下压横膈肌。这种屏气被称作持宝瓶气[①]。在清晰专注脐轮时，再次吸气并感到更加温暖。当你逆时针旋转腹部时，要想象着这种温暖会弥散并滋育你的脐部，然后反方向顺时针旋转五遍。返回中间位置后，要通过鼻子徐徐呼吸，释放所屏气息，并感到脐轮正在释放所有的负面情绪。当气

① 宝瓶气（Bar-lung，kumbbaka），修宝瓶气法属净治气法，又有壶形气功之称，就是把清净之气吸入后，观想体内成宝壶瓶，气藏满于宝瓶中。由鼻徐徐吸入之气，形成上气下压，下气微微上提，上下之气均汇合于脐下四指处，并尽力使气持住，犹如带盖之宝瓶气。——译者

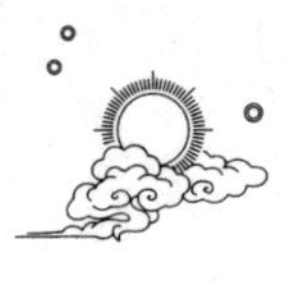

息消失时，要想象着冲突和障碍消失进入空中。当身体和能量感觉稳定时，要意识到内心打开的那个空间，要让你的专注力安住于此。要渐渐地让双手归回结禅定印的姿势。

要三遍、五遍或七遍地重复这个练习。在最后一遍重复后，要把专注力保持在脐轮上，要延长时间安住开放的觉识。对空性的这种专注是最佳良药。开放的觉识被比喻为在晴朗无云天空中闪烁的太阳，正是因为，当我们没有了评判之心时，我们的觉识就会像滋养万物的太阳一样滋育我们。我们过于习惯我们的专注所扮演的批评和评判的观察者。各种气脉练习使我们能够摆脱这位爱做评判的观察者，释放我们的专注以安住清净、开放的空性，在那个空间，慈、喜、悲、舍之药会随时出现。

倘若你的火要素平衡极好，从身体上来看，你不大可能会存在消化问题。从能量意义来看，当你专注内在的能量热量时，你就会更好地消化或处理自己的情绪。最细微的内在温暖有助于一个人安住自心本性之能力的深层稳定，也能使你克服二元性。

四、遍行气[1]

生发身体四肢之力，

施行轻松自发善业，

证得终极金刚身，

衷心礼赞遍行风要素之气。

遍行气与三脉交接处

下一个气被称作遍行气。此气的特性就是遍行全身，超越身体的限制。遍行气与风有关。尽管五气中的每种气都与风有关，但遍行气与风要素特别有关。从风的特性来看，风是移动的，风是交流的。有了平衡，风要素就不会受阻。

当你感到在生活中受阻时，你会感到缺少创造力或缺乏运动。或许，会有一种“我做不了”的感觉。你会感到无力处理某件事、难以再走一步或难以有所发展。你会感到犹豫不决或受到某种方式的阻碍或障碍。你的动作受限。或许，你去上班度过了特别紧张的一天。如果你修遍行气成功的话，你

① 遍行气，主管全身运行及人的动作的气。——译者

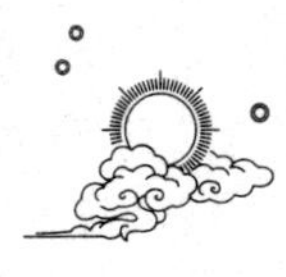

就不会把你的压力带回家，你会心胸开阔，善待家人。当遍行气顺畅时，你所扮演的不同角色就不会相互影响。

或许，你正在家工作并感到："在这个家我需要平和宁静！我得工作！"每个人都得保持安静，因为你在工作。那也是遍行气不足的一例。你知道你难以工作与孩子或家人的噪音毫无关系。你听到的是自己的噪音。然而，当你去一个嘈杂的咖啡馆，你会感到咖啡馆里的嗡嗡声却在激发你的创造力！因此你看，噪音就在你的内心。看一看你生活的一片区域，在那里你可能有这些挑战，要把这片区域带入你的禅修中。

当我们感到焦躁或愤怒时，我们的自心有时会着迷于一个具体的区域。我们可能会对自己反复地说："这不可能！我没法去做。这似乎会成为问题。"因此，我们以一种狭隘的方式在专注，很多时候，我们都在向自己重复同样的消极口号，而这些口号都围绕着不大可能的那个主题。当你锁定那个内心领域并开始意识到它的时候，通过遍行气练习来对治身体、能量和自心就会突破那些界限和限制。一旦它们被突破，能量就会流动，会帮助在你的生活中产生一种自然的膨胀感。这是一个奇妙的发现。并不是说你缺乏创造力，而是说你内心存有少许的能量障碍，它不是身体障碍或能量障碍，而是成为一种心理障碍。当它成为一个心理障碍时，自心就无法找到一个解决办法或增强其创造力。当你开启脉道和脉轮时，这也就开启了自心。当这种空性被识认时，自心会看到众多可能性。

你自己曾否想过："下周我要努力工作，但是周末我得好好享受享受。""我得熬过这周，然后，周末得出来透透气。"那句话是什么意思呢？意思是你现在没有享受生活，还是你要屏气直到周末呢？我们总是那样分割我们的感受。甚至会自语："我今天过得很糟。"这是预先假定一个真实存在的感受，而当你充分意识到时，这种感受是不可能精确无误的。事情在出现时不会像看似的那样实实在在。这是一个极好的消息，在禅修时，我们要充分利用它，特别在进行气脉练习时。我们要在身、口、意三门上破坏这种表面的真实感。

因此，重中之重是要意识到你的障碍。在你能

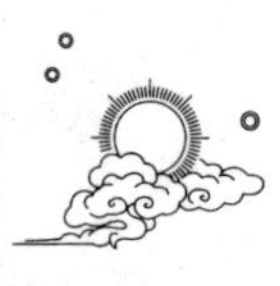

够改变一种模式前，必须意识到它。当你意识到它的时候，只是为了好玩，也要快速想想你向自己描述它的方法。不要说：“哦，天哪，今天会是很艰难的一天。”如果说“今天我要在工作中发现些新鲜事”会怎样呢？上班前要连说五遍或七遍，注意一下会发生什么。当然，改变我们的模式绝非易事，但可以肯定，也没有你想的那么难。无论你发现了什么概念和专注带来的限制感，你都可以拓展它，并让一种新鲜的、更加细微的气（遍行气）在你的感觉中运行。

如果你愿意试验的话，有一种用气脉练习进行的一种潜在的游戏。假设你正想法完成在你生活某个领域中你的确感兴趣的一些事情，但是你害怕、紧张、缺乏自信，那就看看那些感觉并专注它们。要把犹豫或受限的感觉带入意识中，带入觉识中。把它带入意识和正确选择它是同一件事。而后，要通过气脉练习消除它。要消除你感到的阻碍，要拓展你感到的潜能。甚至稍微想到某件可能之事都应加以扩展。要扩展那颗积极的种子。要消除你有的疑惑的种子。用遍行气脉练习简单直接地消除它。

它对你的影响会令你大吃一惊。是真是假？这是你的试验。通过进行修持，你可以直接查明弄清。

首先，关键一点是要意识到并承认你有问题，要有一点疑惑或感到一种障碍。那个障碍可能在你身体的一个地方，在你的情绪中，或是可能影响你的自心。再强调一下，要意识到它，正确地选择它，然后通过遍行气脉练习净除它。

遍行气脉练习

取一个舒适的直立坐姿，最好是前面所述的五点式坐姿或椅上坐姿。呼出浊气，然后，吸气，并把你的气息带入脐下四指处的三脉交接处。当你再次吸气时，要想象着你的气息进入中脉，充盈着从交接处至头顶的脉道，而后开始让气扩散全身。双手上举至头顶上方，用力击掌，搓掌以产生摩擦和热量。而后，在想象着细微之气遍及全身的同时，尽快地按摩身体，从头顶往下，包括四肢。按摩身体后，在做射箭姿势时，要继续屏息，向右做五遍，向左做五遍次。在做射箭动作时，要感到一种超越身体限制的舒展感。返回中心处时，要通过鼻孔缓缓彻底地释放气息。要感到仿佛全身在通过你的每

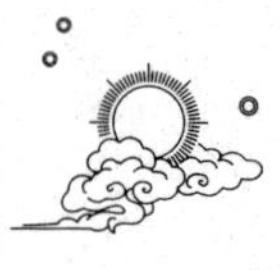

一个毛孔呼气。你所有的创造力都来自那个空间。那就是那个空间极为珍贵的原因。犹豫和阻碍带来的所有能量都释放出去，消散在广阔的空中。这个修习要做三遍、五遍或七遍。每次重复之前，要一直意识到你正在选择准备净除之物。

当你完成最后一次重复练习时，要安住开放的觉识，要感到全心投入，并专注功德所依的新鲜之气。在删除一个电脑文件后，你会做什么？你会查看一下还有多少可用空间。这与你删除文件后就不再注意那个空间可不同，你要时刻始终注意那个空间。因此，每当你删除什么的时候，都要识认那个空间。

五、下行净除气

精于保持精血及延扩大乐，
打开秘密之道，点燃自性之乐，
证得终极大乐身，
衷心礼赞下行风净除水要素之气。

下行净除气与护乐轮

现在，我们要把专注力引向位于中脉底部脐下四指处的护乐轮上。这是功业和功业显现之轮。从其圆觉方面来看，这个功业生成于空性与觉识的和合。这种和合是所有功德自然生起和显现之源。我们的功业是自发的，是利于芸芸众生的。

当这个能量中心受阻时会出现什么情况呢？从身体层面上来看，我们会罹患疾病，这些疾病与身体的消除过程有关。繁育过程也会受到下行净除气的影响。护乐轮与人的性方面有关。在能量或情感层面上，贪或欲都是经常阻塞此轮之障。贪执会障蔽我们对自己内心本根或本源的识认。由于贪执，我们会感到依赖他人的情绪的不安全感，或感到沉迷于物质带来的幸福而不去直接专注我们俱生的幸福。

当我们强迫自己去做自己不想做但出于工作或家庭责任必须去做的事情时，这个轮就会受障。当你的功业是被迫的时候，你能看到自己是如何纠结的。你能想象道会有这样一种可能性吗？即一种功业，既不被人驱使，又含有快乐和光明，要承认你的抵触及你在被迫功业的环境中的困境。要把那个

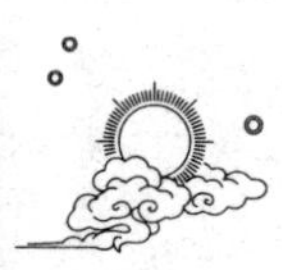

冲突感带入修持中。要赤裸直接地与之同在。要选择它，然后进行下行净除气脉练习。

下行净除气脉练习

取一种舒适的直立坐姿，最好是前面所述的五点式坐姿或椅上坐姿。要专注静止、寂静和空寂。要选择你希望的净除之物。而后，取以下姿势：坐在地板上，双腿在脚踝处交叉，右腿置于左腿前，双膝离地。如果是坐在椅子上，要把右腿置于左腿前并在脚踝处交叉。双手置于双膝两侧，要感到这个姿势是一个稳定的基座。

呼出浊气，而后，吸入新鲜的纯净之气。要把专注力引向中脉底部脐下四指处的护乐轮。要屏住气息，上提肛门、会阴及骨盆平台的肌肉。这种屏气与持宝瓶气有所不同，因为它不用上提横膈肌，被叫作持宝筐气。在整个练习中都要保持这种屏气。不要呼气，要再次吸气，移至右膝，双手抱紧右膝，逆时针方向转动骨盆五遍。然后移至左膝。双手抱紧左膝，顺时针方向转动骨盆五遍。返回中心位置，双手分置双膝之上。逆时针转动骨盆五遍。在转动中，要始终把专注力保持在护乐轮上，想象着气在扩散，正滋育和净化着这个轮。要通过鼻孔缓缓呼气。要释放所屏之气，并感到护乐轮处释放的气息如水般向下流淌。要感到阻塞与障碍之物都随着呼吸消散空中。要以清晰的专注力安住护乐轮。要三遍、五遍或七遍地重复这个练习。

净除与培养

气脉练习的目的首先是净除某一特定轮（此处是死轮）中的阻塞之物，要开启该轮，要感到该轮中的清净。专注那个清净、开放的空间会增强你专注生活中所需功德的能力。当你在那个更加清净之处（之所以更加清净是因为通过练习的释放和你对开放的意识）保持清晰的专注力时，它就会成为疗治冲突、痛苦和愚惑的良药，而冲突、痛苦和愚惑都与那个轮、你本人的性方面及专注自己世界的方式有关。你的世界似乎会激怒、挫败或阻障你还是生动诱人？你能把挑战看成各种机会吗？你能与你的人生共舞吗？当你继续探究下行净除气脉练习时，你就会意识到下行净除气的转化特质和护乐轮提供的机会，以空性、觉识、灵活性和喜乐之心无所畏惧地投入生活吧。

我们一直在探讨五大外气脉练习法。这五大练习

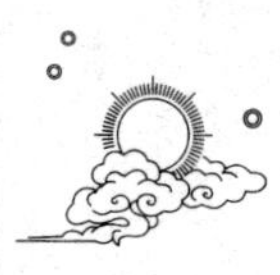

法可在禅修的一个阶段完成。完成这些练习法的一套或三套都会有用。然后，要集中在能量中心之一，要花更多的时间专注那里，要三遍、五遍或七遍地反复这个练习，最后安住空性。在你的修持中，当你越发熟悉充满能量的身体，并对你感到有阻塞与障碍之物的地方越发敏感时，强调某一个独特的轮是会有用的。

第二节 外气脉动作简介

气脉动作与屏气、气息运行和净除身体、情绪和观念上的阻碍和障碍带来的觉识是同时进行的，这样，修持者就能更容易地识认并安住开放的觉识。

1. 取一个直立的坐姿。

2. 把专注力引向你专修之轮。

3. 要专注身静、内心话语之寂和意空。

4. 要把你生活中正面临的一个挑战引入自心。要把专注力引向内心，要注意到身体的紧张或精神的紊乱。要意识到思索。要让这种感受出现，无须进行评判或分析。这样，你就进行了选择。

5. 要吸气，再次吸气，在进行与那个轮相关的气脉动作时，要专注在那个轮上的呼吸、气和意念。动作结束时，要通过那个轮释放气息。这样，你就消除了已被选中之物。要通过鼻子进行呼吸。

6. 让自心安住在轮上出现的那个开放的清净空间。这样，你就会愈发熟悉空性，视之为功德之源。

上行气：喉轮与顶轮

吸气，屏气，专注喉轮，再次吸气。

逆时针转头五遍，然后顺时针转五遍。

呼气，要感到气通过中脉上行至喉轮，从顶轮排出，让气消散空中。

持命气：心轮

吸气，屏气，专注内心，再次吸气。

用右臂做一个抛索动作，之后，换左臂。

旋转胸部，从左至右，再从右至左。

呼气，要感到气从顶轮排出，消散空中。

火状气：脐轮

吸气，屏气，在脐轮处持宝瓶气。上提会阴和

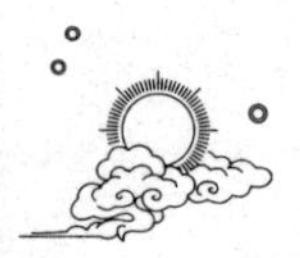

骨盆平台，下压横膈肌。再次吸气。

逆时针转动脐轮区五遍，然后顺时针转动五遍。

呼气，要感到气从脐轮排出，消散空中。

遍行气：三脉交接处

吸气，通过全身遍行屏气。再次吸气。

在头顶上方击手，双手对搓，然后按摩身体。向右回拉弓五遍，向左五遍。

呼气，感到气从身体的每个毛孔排出，消散空中。

下行清除气：护乐轮

右腿交叉置于左腿前。吸气，在持宝篚气时，上提会阴和骨盆平台。

移至右膝，抱住右膝，逆时针转动五遍。

移至左膝，抱住左膝，顺时针转动五遍。

返回中间位置，抱住双膝，逆时针转动五遍，始终专注护乐轮上气的扩散。

呼气，要感到气下行通过护乐轮排出，消散空中。

第三节　内气脉练习指南

除了五大外气练习法外，还有五大内气练习法。内气脉练习包括把呼吸和专注力一起引向一个独特的轮位，然后屏气、呼气。在一些情况下，需要借助一个辅助动作或一种屏气法。每个练习中你都能重复吸气，也可只吸一口气做完练习。建议你每个练习重复三遍，然后，把专注力放在轮上，安住开放的觉识，同时这种感受要保持新鲜、自然真实。随后，要把专注力移向下一个轮位，并开始练习。

上行内气脉

在专注喉轮的同时，要吸入新鲜、纯净之气。用一只手的拇指和食指轻轻地夹紧鼻孔。要屏气，稍稍给点压力，同时想象着气在你的喉轮里扩散，上行穿过头部，净化了喉轮，唤醒各种感觉。当你通过鼻孔排除气息时，要松开对鼻孔的挤压，在呼气结束时用横膈肌用力呼气。要想象着细微之气从你的头顶喷出，你所有的惑障都会消散空中。要感到喉轮和顶轮的开启，要安住在开放的觉识。这个

练习可以开通中脉，增加清晰性。

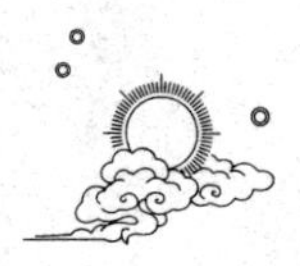

持命内气脉

在专注心轮的同时，要吸入新鲜、纯净之气。要感到气在你的心轮扩散，滋养和净化这片区域。当你通过鼻孔缓缓释放气息时，要感到你的内心在消除所有阻塞和障碍。要把清晰的专注力引向你感到在内心消散或开启的东西上。要安住空性和在你在空性中感到的广阔性。这个练习会帮助人集中在觉识及功德的联系上。

火状内气脉

在专注脐轮的同时，要吸入新鲜、纯净之气。轻轻将肚脐朝脊柱方向缩回，屏气，同时要保持这个姿势。在屏气的同时，要想象着气在变暖，并在脐轮内扩散。要缓缓地释放气息，然后屏气，通过鼻子呼气，同时想象着脐轮中的气释放出来，净除了出现在脐轮里的所有阻塞和障碍。要把清晰的专注力引向脐轮处的空性之感，要让你的专注力安住于此。这个练习会提升内热的感觉，并促发功德的成熟。

遍行内气脉

在进行这个练习之前，要确信你身后的空间是清晰无障的。开始进行这个练习时，要身体坐直，充分呼气，同时，自行收缩身体。双手和手指内屈，双臂贴紧胸部，双膝提起，脊椎卷曲，头下垂至胸部。甚至要收缩面部肌肉。要保持一会儿收缩动作，当你开始吸入一口新鲜空气时，要缓缓地舒展身体。当你全身舒展时，要感到纯净之气充斥全身，扩散到四肢。在吸气和扩散达到顶点时，要释放气息，轻轻后仰，在你的气全部呼出时，要让气完全喷到你身后的地板上。要保持放松，要安住开放的觉识。这个练习会帮助人感受到气遍行全身并超越身体的限制。它也会帮助表达出你生活中自发的善业。

下行净除内气脉

在专注护乐轮的同时，要吸入新鲜、纯净之气。要上提骨盆平台、会阴和肛门的肌肉（持宝瓶气），同时屏气。当你屏气时，并持宝篚气时，要想象着气在净化和滋养着护乐轮。然后，缓缓释放气息，不再屏气，要通过鼻孔呼气，同时要感到护乐轮之

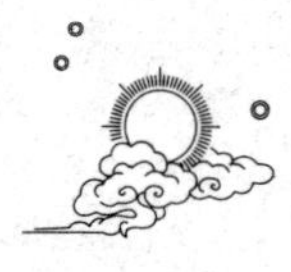

气向下排出。要把你的专注力引向护乐轮，并以开放的觉识安住于此。这个练习会帮助人们感受内心的舒适，并促发无畏的喜乐功业。

第四节　秘密气脉练习指南

还有第三组气脉练习，被称为秘密气脉。在每一种练习中，一种简单的观想方法都会帮助一种具体颜色的光在一个具体的轮中运行。当你的专注力放在彩色光的细微运行时，每个轮的功德就会出现。光会帮助修持者专注能够识认本然心的细微之气。

上行秘密气脉

要把专注力引向喉轮，要想象着细微之气以黄光的形状从喉咙到头部上行至中脉。这股气在头顶会像一把张开的宝伞伞辐一样散开，微微下垂，滋养着你的头顶。要把你的专注力放在黄光的这种微微移动中。

持命秘密气脉

在你的心轮处，要想象出一颗晶莹的切割水晶，它向十方[1]散发白光。要把你的专注力放在这道散射的白光上。

火状秘密气脉

在你的脐轮处，要想象着细微之气呈一道轮状的红光逆时针缓缓转动。要把你的专注力放在动作和散发的红光上。

遍行秘密气脉

在脐下四指处三脉交接处，要想象出一道绿光，它通过全身向十方散发，超越你身体的限制。要把你的专注力放在这股正在散发的绿光上。

下行净除秘密气脉

在护乐轮处，要想象出有一道向下移动的蓝光，其形似向下伸展的波纹管。要把专注力放在这道蓝光的运行上。

① 十方，佛教关于空间的说法，包括四面八方和上下。——译者

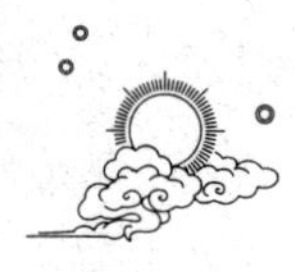

第五节　日常生活中的非正规修持

除了把日常生活中的挑战引入修持能带来好处外，正如我们一直在探究的那样，我还建议在出现状况时，要把你的修持带入其中。要记住皈依静止、皈依寂静和皈依空寂。在匆忙之中，要停下来感受静止。要专注自己的身体。要这样去做。在饭店吃饭期间，要停下来，倾听寂静。有时，要做个深吸气，要屏住气息，通过中脉向上释放气息并通过头顶呼出气息能帮你把专注力从感到完全没有空性感转移到专注空性上。

例如，这是个星期天的早晨，你得去趟邮局。进门后，你看见队排得很长。人人都抱着邮包。你嘟囔着："那个工作人员和每个顾客说得太多了，仿佛我们其余的人没在排队等候，他要处理许多事情似的。"这是一种熟悉的情况，在这种情况下，我们可能会越发恼怒、不安和紧张。

我们都有过类似的烦恼。问题是，我们认识到它是什么并想转化它吗？我们浪费了太多的时间，仿佛我们过去在等我们身外之物发生改变或出现。那是一件可怕的事情。我们成了我们生活环境的牺牲品。我们会暗自感叹："我的人生本不该这样。""我在等着与我共同生活的人做出改变。"这的确相当悲哀。当你环顾四周时，很容易看到人们脸上的紧张感。许多人看似并没有在正确的空间里。因此，在内心认识到这一点并转化它如此重要。

再回到邮局。我仍可怜兮兮地站在那里排队，我可能进行二十分钟消除毫无紧张感的禅修。无论采取哪种方式，我都要排二十分钟的队。我认识到我有选择吗？这是现代修持者最好的安排，也是最佳的情况。在这种情况下，可以利用专注之力在内心意识并创造出一个不同的空间。我们的专注力很有力量，我们的感受是我们专注的结果。当你感觉不好时，你可以装作感觉不错，但你真的感觉不好，甚至在你感觉不好之前，你保持的那种专注会把你引向悲惨的方向。重要的是要意识到那种专注。我们能够改变自己的专注，那也会改变我们的感受。

站在队伍中，我能把外在专注转为内在专注。我会意识到我全神贯注于我对那个多话的邮局职员的抱怨及我要做的一大堆的事情上。别再想了。我转移了我的专注力，并直接赤裸地感受我的身体、

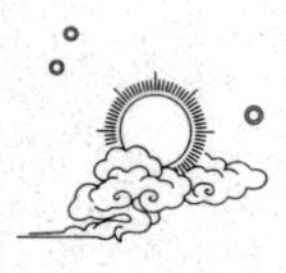

能量和自心。我吸气，并把专注力放在三脉交接处，缓缓地把气向上释放至中脉并通过我的头顶，要感到我在净除中脉。我要这样做三遍，要感到身体更加放松，能量更加平和，头脑更加清晰。此时，我要把专注力引向内心并专注于此。在专注之时，我开始感到些许温暖。现在，我正站在一个截然不同的空间里。在那个宽广空间里，还有很多东西是可用和可能的，它们超出了我过去的认识。我肯定不再是我的环境的一位受害者。

在具有挑战性的生存环境中，一种更简单的修法就是把你的专注力引向内心并进行内持命气脉练习：要直接专注你在体内、情绪和心理上正感到的烦恼或不适。在专注内心的同时，要吸气并屏住气息。当你屏气时，要想象着扩散在内心的气息带来的温暖并滋养和净除这片区域。要通过鼻孔缓缓释放气息，同时也要感到你内心在消除紧张和烦恼，你的内心正在净化负面的东西。要这样做几遍。最后，要以开放的觉识安住内心的空寂之中，要感到专注开放之内心带来的温暖，要感到那种温暖扩散全身，从内心辐射到你周边的环境。

九气转化图

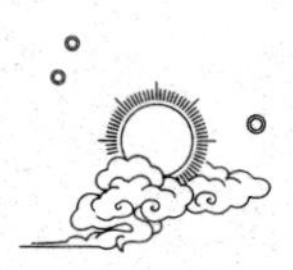

第三章　九气转化图

当你继续修持九大净息法和五大气脉修法时，你就能更快更容易地识认自己的惯性模式，并运用专注、呼吸和动作，抓住遮蔽空性的那些气并通过三脉和五轮将其净除。当你识认并愈发熟悉你的本然心带来的根本空性时，你就会发现内心深处的一座宝库。

以下是关于气之特质的详细讨论。风元素可被描述为粗重和细微两大类。我们开始专注和净除的那些气有可能会变得更加精细，以至于它们就掌控我们的生活，并带来灾难性的后果。例如，当各种想法带来的这些比较粗重之气被净除后，一种更细微的内气会帮助我们识认我们的真实本性，只有这样做，我们才能享受自然生成于这个本然心的善业之果。为了继续探究无明转化为智慧的途径，我们可以看一下对九气的描述，即对九气转化图的描述。

第一节　了解何时做出人生改变

当我们谈及转化时，我们首先需要意识到影响改变之恰当时机的重要性。人们经常在灾难后才会意识到需要做出改变。例如，许多人在长期战争后才会对世界和平产生渴望。首先，我们制造了战争并参与其中，在造成巨大的破坏及伤亡之后，我们才会对世界和平产生渴望。在个人的层面上，或许，只有你几乎损害了自己的健康后才会有动力做出一些改变。尽管幡然醒悟的最后结果肯定应被庆祝，但是有时，那种醒悟来得稍晚。醒悟得越晚，改变就越难。这是我们清晰意识到的事情，是一个简单的常识。越晚越难，因为，做出一个改变需要如此多的气力、能量和专注，以至于会有那么一个时刻，我们没有所需的能量，更不要说应对做出这样一个根本改变的技巧了。有时，我们会看到问题就在我们眼前，但却无能为力。我们不断地陷入我们的贪念和惯性模式中。因此，当我们干预一个问题的进展或发展时，结果会差异极大。如果我们意识到一种障的发展并尽早干预这个过程，我们就能在冲突

得势前将其消除。

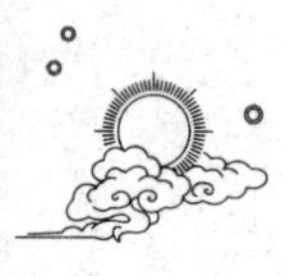

第二节　气和自心之感

在西方，发生改变有多种不同的方法。在说到观察者或谈及波、粒子和能量时，有时一些方法会涉及气的方面。东方教法在讲述与解脱（摆脱各界之苦）相关的气时更有深度、更为详尽。如果东方教法描绘的是一条解脱之路的话，那么，一个人做出小小的生活改变应十分简单，对吧？如果你最终的改变是为了摆脱苦难的话，那么，改掉糟糕的情绪也不是什么大事。但是，不能理解气和自心就很难真正做出改变，因为，使用的方法常常是问题本身的一部分。

脱离苦难是什么意思呢？识认了自心本性，人们就摆脱了二元性。当人的识认十分强烈时，二元性就不会影响他的本质。意识到细微之气的禅修者能够逆转二元性，抓获或监禁思想之敌并将其释放到无分别觉识的天空中。

逆转二元性是什么意思呢？假设一种消极想法出

现或内心出现一种判断。当你能够识认这一点并抓住这股气并将其释放时，那种二元的评判心就不会影响你。但当生活中事态恶化时，那是因为有分别心生起并掌控了一切。各种情绪生起并掌控了一切。各种需求和贪念心生起并掌控了一切。当我们通过修九大净息法净除了气的这种运行时，我们就能够感到一种更细微的觉识，那种觉识识认自心本性，而并不认同游移之自心。通过修九大净息法，我们能够抓获二元有分别心带来的气，这种气运行在貌似固化的主体和貌似固化的客体之间。克服二元性的能力可归结为识认二元性的结构及游移想法和痛苦情绪带来的各种气。当我们抓获并消除各种气的时候，我们就能够战胜疾病，克服各种元素的失衡，保持健康。在整个过程中，修持者能够识认自己的根本本性。这种识认不是有分别心带来的结果。

在西方，我们谈论如何观察，如何与事物建立联系，如何理解各种事情。自心在转化心理学中发挥着重要的作用。特别是有分别心已经起了极其重要的作用，而无分别心起的作用相对较小，气几乎没有什么作用。然而，我认为，如果不了解气，没

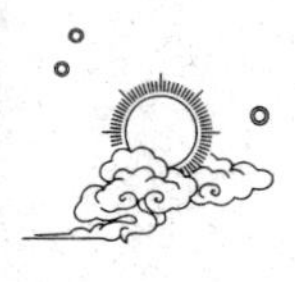

有感受到气，就不会有真正的转化感受。可以肯定的是，如果人们没有感到无分别觉识，就不可能有任何转化。每当在一个特殊境况中需要有分别觉识，它都是重要的。但并不是任何时候都需要有分别觉识。如果你在问题发展的较早阶段就有所意识，那就根本不需要有分别觉识。如果你是在后期才意识到，有分别心还是有用的。如果你意识得太迟，甚至有分别心都无法发挥多大的作用。“太迟”意味着破坏已经无法避免。如果我们谈的是一个生命，它就终结了，而且我们会死去。如果我们谈的是一种关系，它已结束了。如果我们谈的是一个环境，它已被破坏。事已至此，已经无法逆转或改变结果，因为为时已晚，已经无法干预先前未能识认之境况带来的后果。

如果你愿意坐下来练习气息，改变就会更容易产生效果。在我们的现代社会里，坐下来并非易事。哪怕是坐下五分钟练习气息都不常见。有些人对禅修建议的反应与小孩被罚暂停的反应如出一辙。我的小儿子去日托中心，当他回家时，他让我和妻子暂停一下。你不得进行禅修，仿佛是一种惩罚。

通过专注自己的呼吸，你能够安住得更深。你能够发现内心更深层的地方，其后就是安住在那深层之处的时间长短的问题。当你禅修时，通过呼吸，你能继续进行更深层之旅。你的视角、观念、感受及你对功德（如仁爱）的感受都会依你安住那个内心空间的方式而发生改变。我们会越来越熟悉改变现实之观察者的科学观点。按照这些东方教法的说法，这是毫无疑问的。观察者会改变现实。在日常生活中，我们了解到有许多观察者的确改变现实的情况。但是，重要的是要问一问我们说的“观察者”是什么意思。我们此时谈论的是哪一位观察者，是已经搞乱一切的，还是准备搞乱一切、正想搞乱一切还是有潜力能搞乱一切的观察者？这些人都是观察者。在人生中的不同时段和不同境况中，我们都可成为那些观察者中的一位。因此，我们在讨论的是哪一种观察者呢？

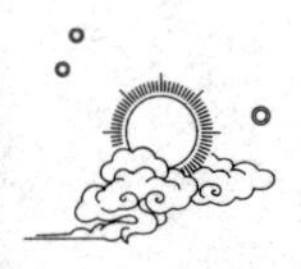

第三节　身体理念

在进行禅修时，我们能培养出一种日益细微的观察感觉。在苯教中，观察的不同阶段称之为“身”。我愿意介绍一下对气的九个阶段的描述，作为一种转化工具或转化图。这幅图描述了观察的每一个阶段，每个阶段实际上就是一种身。那个身或对创造性的积极能量有所帮助，或能产生破坏性能量。这就是永恒之身，以纯净显现，对应的是第一层气（被称作苯性空间之气）。变羯磨分别苦身是一种更为粗俗的身。

为万苦之源的无明主要是未能识认那个根本空间、那个不变身（指的是第一层气）。因为无明，我们失去了与那个空间的接触、联系、觉识和信任，甚至失去了对那个重要空间的方向感。所有的失去都是无明的后果。当人不了解自己时，就会产生无明。产生无明时，就会有无明之观，这意味着我们的感受及相状都是因缺乏识认而生起。观者出于无明，那个观者就是无明的产物。由于你不承认你看到的就是你自己，因此你这个观者看到的是别的东西，“外在”的东西。由此产生了二元性。当你看到的是别的东西时，唯一的方式就是“我喜欢它”或“我不喜欢它”。我喜欢它就是贪念。我不喜欢它就是嗔恨。“贪念”和“嗔恨”二词听来有些极端，但我们的习性或会执着一种感受或是排斥。根本没有中间感受。我们不是肯定就是否定。在生活中常见的是，每当我们采取中立的态度或接受与我们感受建立的关系时，我们都会感觉良好。对我们的感受不必经常做出肯定与否定或好与坏的评价会更为平和一些。会有一个较为中立的地方，从那里去感受生命，在此处可以以一种更容易、更开放的方式呼吸、观见和感受这个世界。因此，我们从肯定或否定的反应转向观察者的感受。那个观察者就会变得越发细微直到他的感受融合进入不变身带来的那个清净、开放的空间。

在大部分时间里，我们会感到一个变化身，即羯磨有分别苦身。当我们感到自信心很低时，常会感到这个变化身的出现。“我还不够好。”我们这样告诫自己。或许，你的生活中会有一个让这些感受起作用的地方。稍停一下，想想你生活中的遭遇挑

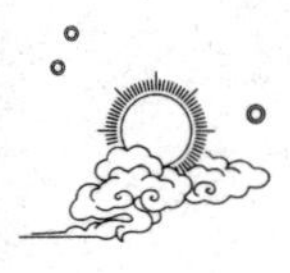

战的一种境况。当你这么做时，你会感受到身体的某种不适，仿佛你感到这种困难局面的一部分就是另外一个人，他有自己的身体感，甚至会改变你的姿势。你能发现你身体能量流动的一种变化。或许是焦虑或某种情绪在起作用。如果你倾听你的内心对话，那么，当你不合时宜地把自己与他人比较或沉湎于自我批评时，你可能会看到一个新的观点或逻辑在起作用。无论我们是从身体、情绪还是概念上看到这个变化之身，以这种方式感受生命都会变得如此熟悉，以至于我们会欣然安于一种充满压力的生存状态。

有时，我们深陷其中，我们的整个生存状态都基于那种痛苦之上。由于那种苦我们生爱，由于那种痛苦我们产生联系，由于那种痛苦我们生恨。由于那种痛苦，我们此生做一切事情，或许也由于那种痛苦，我们不再做事。那种痛苦会成为我们整个的操作系统。你需要意识到：害怕的那个人是谁？有疑虑的那个人是谁？那个人到底是谁？那个身份不是你真实的身份，不是你真正的自我。它是一种习惯，一个可被消除的气之架构，它能使你的觉识得以解脱，能够更加细微地显现、充满生机和活力。

尽管识认到这一点十分重要，但更重要的是无须分析或评判这种感受。只要去感受它。要与你感受的东西共度静止的时刻。要专注空寂，消除评判或分析你的感受的习性。要与你直接感受的东西共处。

第四节　九气和九气的最终功业

下列九气描述了气的模式，并昭示了在个人生活、更大群体或集体生活模式中消除某些模式的可能性。因此，在作为个人，在家庭生活、整个社会或世界上，有一些模式是能够了解和改变的。我们需要把这些教法介绍到凡俗世界，因为那是我们生活的地方。

智慧教法描述了圆觉证悟之道。然而，并非所有的人都对圆觉证悟感兴趣。但我们大多数人都希望在生活中行善。那是一个充分的理由，足以让我们稍近地思悟气和自心及这些教义可提供的东西。

这是九气的简表及最终的功业（从细气至粗气）。

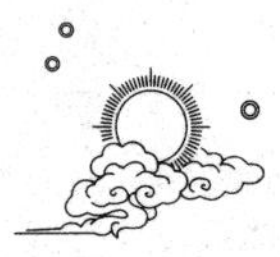

1. 苯教本性空间之气：安住重要的本性

2. 本初智慧之大乐气：觉智

3. 自我俱生之觉识气：自然安住自心本性

4. 意念马之气：引发各种想法的运行

5. 业力之气：决定转化方向

6. 粗俗心理障碍之气：造成负面情绪的表达（五毒：嗔、贪、痴、嫉、慢）

7. 影响体液之气：由于负面情绪失衡引发疾病

8. 生存力之气：构建生命及其环境

9. 时代毁灭之气：造成毁灭人类及环境的各种行为

为了探究我们生活中这些气息的存在，让我们从最粗的气息开始，然后逐渐过渡到较细微的气息，因为，较粗的气息更为明显。下面我们从第九种气开始，一一加以介绍。

一、时代毁灭之气

正如其名所示的那样，时代破坏之气具有破坏性。它指的是集体力量，如导致做出参战决定的集体恐惧及对生命和环境的最终毁灭。时代破坏之气也指物质至上主义的力量及其对全球环境的影响和对生态系统和地球环境的最终毁灭。或许，它可能指断绝或终止一种关系，或通过自杀之类的激烈行为结束自己认定的痛苦。

二、生存力之气

在个人层面上，生存力之气指的是对生活中个人职业或地位认同的一种极端感觉。它会导致缺乏进行改变的灵活性。如果你把自己视为环境的受害者，那么，甚至就会难以看到发生改变的机会。在集体的层面上，各类社会均靠信仰体系、运动口号和各种信念而维系，它们都强化了事物原本如此这样的一种错觉。

大多数人会在九气转化图四至七的区域发现自己的日常感受。因此，这是我们会重点探索的地方。

三、影响体液之气

影响体液之气也会诱发疾病。或许，你身体已患疾病或感到疼痛，或许，你担心患有疾病。为了进一步探讨这一点，要以专注静止、寂静和空寂作

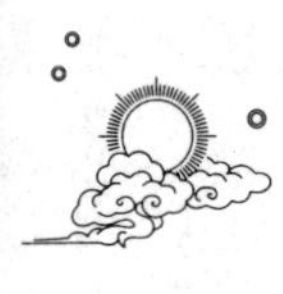

为开始。从那个开阔之处，直接看一下你对痛苦和疾病的感受。要让你的意念通过身体运行至一个独特的区域。有时，你可能清晰地知道，你的疾病与你的嗔、贪、痴有关。根据藏医学的说法，每种疾病都与这三毒有关。但是，你怎么能准确地知道这一点呢？至少，你会有那种联系的感觉，在禅修中有这种感觉足矣。

当你把注意力引向疼痛感或疾病时，要直接专注那种感受并修九大净息法。如果有时间，要用三条脉道的每一脉呼吸九遍，总计二十七遍。每次呼气时，当你释放出身体那片区域的紧张感时，要在身体病灶区和脉道之间建起一个意识桥梁。当你呼气时，要引导气息通过三脉。

一旦完成呼吸练习的身体部分，要带着空性之感返回进入同一个地方。要以空性去看身体的那个病灶，再次开始进入身体之旅。花点时间想一想你认为是最好朋友的那个人。那个好友的什么品质让你感到放松，感到你能成为真实的自己，让你感到你可以说傻话或蠢话？与他在一起你不必装作他人，你就是感到放松。因此，由于那个朋友真的对你坦诚相待，他不会评判你，你感觉如何呢？感觉好极了。同样，在练习之后要想一想，你就是你自己的好友。你就是那个病人的好友。你是正在遭受痛苦之人的好友。在那一刻，要以开放的专注力去看，即便只是五分钟。这样去看那个病灶就是在进行治疗。

重要的是要继续和重复这个修持，直到你非常非常熟悉开放的觉识带来的那个病灶。我们通常不会这么做。我们会消极地自语："我怎么了？"当你看到自己身体的那个病灶时，你会说："我病了。这是我的病灶。这是我的疼痛之处。这是我的问题所在。这是想要掌控我的那个人。"会有个人在给身体的那个病灶传递这些令人恐惧的信息。但现在，正在看的那个人不再是那个评判者，而是一个完全不同的人。它是一个朋友。正如我所说的，拥有一个最好朋友的形象有助于理解开放的觉识的义理。当然，为了达到某种程度的开放，我们一定要修九大净息法。我们可能需要在每条脉道上进行不止三遍的呼吸，以清除逃避我们的感受、抓住或填满当下及彻底失去联系的种种习性以达到充分感受空性之

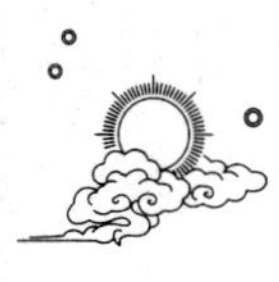

地和我们的感受共处。

因此，我们说，呼出嗔、贪、痴三毒与你的疾病关系极大。有一种气能够致病。那种气具有三毒的特征。毒能使你患病。因此，你是在把你对三毒的感受与你的疾病联系在一起。由于呼出的缘故，你会感到某种程度的空性，特别是与你的紧张、疼痛和疾病有关的空性，并缓解了患病感，消除了你自认的病人身份。你在让一个更好的人出现，这个人就是你内心的那个真实的人。你会让他去看。那个人会给患处带来完全不同的信息和能量。随后，当你定下了每天五遍到每天十遍这样一种固定模式时，那就是十分钟或十五分钟或是半小时和一个小时的事，直到它成为渗入你生活的一种模式。如果那成了你生活中的一种模式，那么，就会有治愈疾病的更大机会。

四、粗俗心理障碍之气

我们一直试图在辨识我们生活中某些情绪状态的发生频率及某些东西在影响我们的情绪。以粗俗心理障碍之气为例。它指的是嗔、贪、痴、妒、慢五种负面情绪。它们在佛教各个教派十分常见，被称作五毒。我们已经探讨了五毒中的嗔、贪、痴三毒。每一种痛苦感受都能在这三毒中找到本源。审视自己的生活并找到三毒是有可能的。你能够知道它们的显现之处，也能知道感受它们的感觉是怎样的，你也能反思在正确地应对它们时自己的能力或无能为力。

尽管你可能知道自己内心有这些粗俗心理障碍之气（负面情绪）并影响你的生活，但你可能并没有意识到是什么造成影响的。哪一种能量在让你生气？你可能从未密切关注过这一点。在近年来我所传授的众多修法中，我都鼓励我的弟子去观察一种艰难的境况，在观察时要专注生起的情绪，并发现那种情绪出现在身体、呼吸和自心上。那是一种核心的方法。我们把对那种情绪的感受带回身体、呼吸和自心，其原因是要理解我们不适和痛苦之能量结构而并非概念的故事情节。作为一种自心状态，嗔怒是难以控制的。我们往往会对我们的愤怒进行评判并使其合理化，但这只会使愤怒感更强。但如果你意识到愤怒所依的能量，你就可以直接利用并

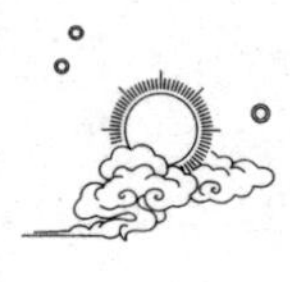

转移那种能量。那将会影响嗔怒之心。因此，无论是嗔怒还是任何一种负面情绪，目的是要专注情绪本身的能量而不是那个故事情节。“专注能量”是“专注气”的另一种说法。这是抓住那匹马（能量）并指引它在积极的方向沿道（体内脉道）达至解脱（空性）这个比喻的背后含义。

抓住那匹马的第一个建议就是看看马出现的地方。看一下那个境况，即你生气的地方，或把让你生气的那个人带入自心。如果你在感到愤怒时承认自己的愤怒，那是最容易的。而你也能产生对嗔怒的一种回忆，要记住过去何时你有此感受的。要承认你生气了，要承认那些时刻和感受，要感到那些感受是抓住那匹马的一种方法。你可以这样说以进行反思：“上周我真的很生那个人的气。”你承认自己的情绪：“我生气了”。把这个情绪带入自心之后，你会感到身体的躁动不安、呼吸的不畅。这不是在评判自己或他人，也不是在斟酌生气和不生气的优劣。此时你只要尽量回忆、想法承认你当时的确生气了。你会以这种方式记得那种感受在此刻变得鲜活起来，而你会感到它的。无论此刻对嗔怒的感受是什么，也无论对愤怒回忆的感受是什么。你都会感到的。当你在身体上感到它并感到它对你呼吸的影响时，就会有一个让你专注那股气（粗俗心理障碍之气）的好机会。很有可能，你正在抓那股气或已抓住了那股气。

关键是不要对嗔怒进行分析或评判，而是要感受支持那种嗔怒的那股气，即影响嗔怒的那股气，生成那种嗔怒的那股气。要专注那股气。实际做到的唯一方法（我还会重复这一点）就是要靠把注意力引回到身体并在唤醒你身体和呼吸上的嗔怒之感。随后，你要抓住那匹马。抓住那匹马（意味着那股气）要比指导那个骑手（自心）更容易。引导那匹马是指导那个骑手的最佳方法。因此，这是对治负面情绪的一种特别方法。

一旦我们开始感受到修九大净息法（消除粗俗心理障碍之气、各种消极情绪和三毒）的效果，那么，看到变化就意味着你在净除比故事情节更深层的一些东西。

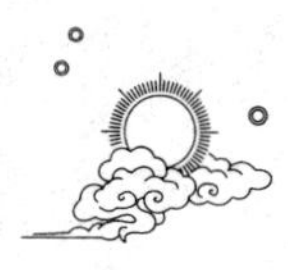

五、业力之气

重要的是要直接识认嗔怒。如果你问你生气的原因，你的有分别心会给出一些答案："那个人太下作了。三番五次故意做一些伤人之事。故意做伤害我的事情。他就是那个有嗔怒问题的人。"你有极好的理由为自己的嗔怒进行辩护，对吗？这些都是你问自己为什么生气时给出的答案。现在，如果你问："这次生气真有必要吗？"那么就会有另一种答案，你会说："是啊，从修持的观点来看，或许生气没有那么必要。这些都是幻相。我不必介入其中。"你可以那样想，但问题仍然存在：你为什么还会继续生气呢？那个问题很好。你生气了，因为有一股强气，随气而来的是某种无助感或无力感。你没有力量或气力阻止它。你没有智慧去阻止它。在嗔怒生起时，你不清醒。那可被视为"业力之气"在吹。业力之气会有这样的作用：有时你不知道你身处何方，或不知道你怎么就停在你发现自我的那个地方。你会说："我怎么陷入这种境地呢？"这就像你在问其他人。在采取了一切行动后，在得到你想要的一切后，当你开始因此受苦时，你会说，"我怎么会走到这一步了呢?”看似那不是个好问题。你之所以会问那个问题，可能是因为你正在感受到的东西并非是你想要感受的。“这真的不是我的本意。我不知道怎么会这样。”

显然，除了你的意愿还有各种气的问题，那些气会把你推向你原本不想去的那个方向。它们存在于我们的内心。在苯教教法中，那些气是公认的。当我们进行净化修持时，我们进行净化修持并不是因为生活一团糟，而是因为我们很可能会把生活搞得一团糟。我们在净化我们的潜能，或“在焚烧种子”。我们在焚烧种子，这样它们就不会生长成熟，结出恶果。焚烧种子很重要，我们可以通过识认三毒来焚烧种子。

在对治第六种粗俗心理障碍之气时，我们试图识别我们负面情绪的种子和根源。在业力境况中，了解这一切不大容易。你不能说:“我的业就在那里。”不可能是那样的。但十分清晰的是，业力之气可能在那里。你越能净除情绪之气，你越能抵达清净之地，越能看到你无能为力控制的东西，业力之气会驱使你去做某些事情。看到并公开承认这一点

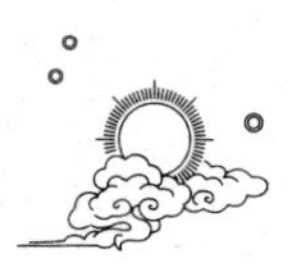

是有帮助的。公开的识认意味着不加评判地识认某件事情。

我们如何对治第五种业力之气呢？你希望有种觉识。觉识就是非常简单的一种识认，认为有某种超越理性的力量在朝某个方向推你。你试图意识到那股力量（气）并专注于此。你试图通过九大净息法的联系净除之。从根本上来说，业力就是一种气，它会不顾你的选择或意愿朝某个方向推你。有时，你认为那是你想要的。有时你明白那不是你想要的。但它不会改变自己的方向。在业力之气被净除之前，它会朝某个方向推你。当然，业力之气不一定都是坏的，认识到这一点十分重要。当我们净化时，我们净化的是各种消极业力之气。有时，我们要培育各种积极的业力之气。我认为，许多治病仪轨都是培育各种积极的业力之气的方法。

我鼓励你们始终如一地识认三毒，并了解它们在第六种粗俗心理障碍之气和第五种业力之气中是如何显现的，还要了解在第四种意念马之气中的含义。尽管我们的觉识可能会转向注意我们感受的不同方面，但我们使用的方法都是九大净息法。当我们设法净除业力之气时，我们不大会亲自与三毒打交道。当我们对治第五种业力之气时，我们会更加识认它们如何在我们内心生起的。当我们对治粗俗心理障碍之气（消极情绪）时，就会产生更大的空性之感。

因此，我们的内在修持就是记住这三毒。尽管有五种消极的情绪，但要记住还有三毒。九大净息法始终都是一种方法。通过修九大净息法，我们可以培养出不同的觉识、不同的理解。方法是一样的。我们要努力识认三毒，我们只要与之共处。由于有粗俗心理障碍之气，我们就要努力与那马或情绪本身带来的能量建立联系，而无须去应对那位骑手或故事情节。而后，一旦你感到与那匹马的联系，就要使用那个方法。一旦你感到与那个马的联系，九大净息法就会是一个强有力的修法。它有力量，但无法清晰地专注一个人的生命，只是专注呼吸而已。因此，如果你能够净除粗俗心理障碍之气之类的消极情绪，那么，你对治各种业力之气的机会就会更好。

由于有各种业力之气，因此，要意识到你内心的某些力量它们会朝某个方向推你，然后会创建一个积

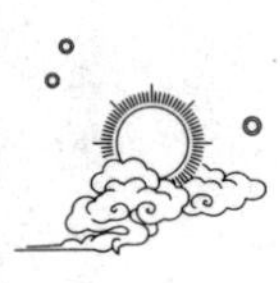

极的意图："愿我能通过修九大净息法净除那些气。"它可能就是那样一个简单的意愿。会产生某种觉知感，认为有一种力量。它不是嗔怒本身，但能够感到这股力量，这股力量会驱使你朝那个方向去。如果你关注它，有时就会感到它。"我不想生气，但是我感到被推到了那个方向。"因此，当你觉得自己注意到并感觉到它的时候，要马上闭上眼睛去感受它。要感受你刚才说的话。当你表述完毕，要闭上眼睛，坦然意识到你刚说过的话，会有一个让你专注业力之气的机会，因为，在那一刻，那股气是活跃的。但如果你在思索，那么你就不会去建立联系。思索是不会建立联系的。因此，当你意识到这股气的时候，你就会说："我不知道。它真的在推我。"那一刻闭上眼睛并感受那股气。你在选择它。我经常会说："适当地选择。"这是你能删除、净除或引导它的唯一方法。如果你选择不当，按下删除键也无济于事。选择意味着要不加评判地去意识，并在你的身体和呼吸上感到它。那是选择的方法。我们能走多远是个更复杂的问题，但这是我们需要尝试的。

专注业力之气的方式就是要识认出超越你意愿

的那股力量。藏族人常说："哦，这是我的因果报应。"你可能在西方听到人们那么说："这是我的因果报应。"这句话是什么意思？是你无法选择的意思吗？"这是我的因果报应。我只有接受。""这是我的因果报应，我不知道该怎么做。""这是我的因果报应。可能会一事无成。"你会听到表达出来的一种无助感和无力感。业力超出了你的意愿或意图。会有那样的一种感觉。因此，当业气之气吹起时，你真的无法改变正在发生的一切，但你能改变使它下一次发生的那些原因。根本一点是意识到有些事情是超出你的意愿的。有些力量是超出意愿之范畴的。业是一种力量。重要的是要知道存在着业。重要的是要相信在你充分意识到业之前它就已存在。如果没有信任感或不愿意理解业的存在，你就不能消业。你就很可能会以造业的方式继续行事。总之，承认业的存在就是承认转化的可能性。因为在某个阶段，转化不仅事关你所掌握的技巧或好的主张，有一种东西会比它们更为深奥。如果意识到那一点并能利用它，那么，在面对挑战时你会更有希望。

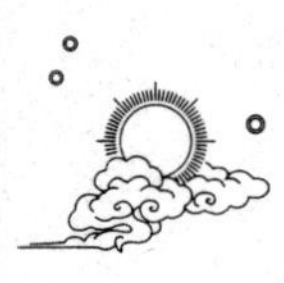

六、意念马之气

有一种细微之气能生发想法。在我们的禅修中，在感受到消极情绪及业力消失后，有可能会产生一种深深的空旷之感。在这种空性中，你仍然能感到各种想法的细微变化，尽管当时你已非常清晰和开放。幼稚的、愚蠢的、滑稽可笑、毫无意义的或是有意义的各种想法在变化着，但却不会干扰你的觉识。你甚至都不会追踪或回忆那些想法和念头。不过，依然还会有各种想法。因此，意识到这些想法的变化是可能的，然而，在那种觉识中，你的任何想法都不会干扰到你。你的想法不会干扰到你的全神贯注。那就意味着，一种细微气依然存在。你能感到这种细微气的流动。这种流动招致这些想法的出现。这些想法中，一些是没有任何特别的缘由，但有些想法是有缘由的。

在那些时候，要把你的专注力引向观察那个观察者。要看看感到特别开放的那个人。这会稍稍打开那个空间。那里已有很多空性，但还可能达到另一个深度。在禅修的某个时刻，会有难以用呼气消除的某种东西，因此，要观察一下那位观察者带来的深层的解决办法。再强调一下，当我们感到更深层空间时，那里可能仍然会有细微的运动。我们可能感觉如此开放，但仍然能有那位观察者的细微动作。有一个聪明的人正在领悟真谛。你必须消除对那个聪明人的认同。造就观察者并掌控那个聪明人的就是那股细微之气。此时，这绝不是做深呼吸或进行练习消除这股气的问题，而正是自心之位置本身就会消除那股气。当你直观那个正在观察的人时，就会产生消除能力，这种能力相当于禅修初期运用呼吸产生的消除能力。当观察者观察正在观察的那个人时，这种模式的气就会发生改变。

根据大圆满教法的说法，首先，要消除客体。而后，建议观察那位观察者。其结果是被观察者和观察者都消失了。你为什么想让一切消失呢？因为你想与开放觉识的重要空间建立联系。各种形态是二元性的产物，无法让各种形态消失是直接专注那个重要空间的障碍。这是我们为什么对消除这些层面颇感兴趣的原因。那是内皈依处静止、寂静和空寂的原因。

或许，你的禅修空间比以前更为清净，或许，

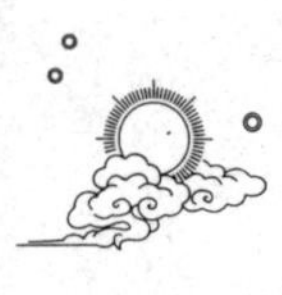

那个空间并非你过于熟悉的那个空间。当那种感受变得更加熟悉时，那个空间就会让智慧显现。智慧是对那个永恒不变身的识认。如果你想如我们探讨的那样渐次消障，想逐渐感受到第三种自我俱生之觉识气，就要有所意识，要意识到一些东西，要再次意识到一些东西，而后，要意识到“我意识到了那个觉识。”

因此，在九大净息法呼气结束时，指南就是要彻底地安住那种静止、寂静和空寂中。如果你内心特别关注的话，你就会感到这种极为细微的波动、运动或移动。要回望一下谁在安住、谁在感受这种空性、谁在意识到这种空性。要直接地向内、向后看，看看是何人。当你看到是谁的时候，观察者和被观察者会一起消失。要安住观察者和被观察者并不可分的状态。再次看看，然后消失和安住。这样反复几次直至你能清楚地感受到它。

在我们的禅修中，每个人都会有不同的感受。主要要强调的是通过专注生活中嗔、贪、痴引发的非常具体的问题，且又不纠结在那些问题的细节中，你就能与情绪本身的那个结构建立联系。在九大净息法的修持中，我们要与那股气建立联系并通过身体的脉道将其释放出来。其结果，才能与宁静之感建立一种更深层的联系。当你不断重复这同一个修持的时候，你会愈发感到这种宁静。是真是假呢？或许，你可能在思索你在生谁的气及生气的原因，并得出结论："是的，我对那个人的感觉没有变。只要他们那样行事，我就会感到气愤。我会维护同样的立场，因为情况是一样的。我觉得我有权与那个人这样相处。"你可以按照你的立场组成一个小圈子，但是你能看到修持带来的能够彻底识认并消除你立场的力量和效果了吗？当然，你可能会想："很好，此时我感到很平静。但我并没有真的有所改变。"起初那可能是这样，但是靠思考自己的嗔怒，你肯定也不会发生改变。到了你该做出改变的时候了。你正朝着改变的方向前行，因为，当各种气变得越来越细微时，你对自己的感受就会越来越深刻。在以各种想法和情绪形式表现出来的这些感受中生成的东西也会发生变化。当我们有想法和情绪时，我们与它们的关系是完全不同的。那被称为变化。

因此，你该如何注意到变化呢？对我来说，变

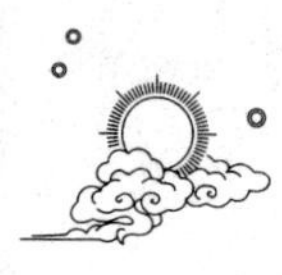

化就是要看一看，由于一段时间的修持，我开始与针对我一直恼怒的那个人的各种想法和感觉建立起一种完全不同的关系。当与我的想法和感觉的联系打开时，我那看似实在的故事情节的本质就会发生变化。在觉识带来的那个灵活的空间中会出现更多的可能性。那被称为变化。如果我有着同样的思维模式，如果我还是生气、继续想着它，我无法称其为变化。或许，我会产生更糟的想法，这意味着，我可能会找出更多理由继续生气并不断验证我对那个人的看法："我有权生气，我有充足的理由生气。生气是件好事。我知道该是我的朋友需要改变。"那也是改变，但是在错误的方向上。

当你通过九大净息法消除嗔怒时，你会感到嗔怒的止息。你会专注没有嗔怒的空间。在那个空间里，你会感到稳定性，感到熟悉性。如果这是真的，此时就是一股不同的气在运行。因此，当我意识到那个空间，另一股更细微的气就已经运行进入。我不费吹灰之力就能意识到它。我意识到了那个更大的空间。当我意识到它时，我就明白那股气已经发生了变化。

让我们探究一下有关创造实相的那位观察者的问题吧。当粗俗心理障碍之气被激活时，这就意味着，我们正感到嗔怒之类的强烈的负面情绪。或许，贪执之心十分强烈，你与内心分离了。你正感到的发生冲突的负面情绪决定着你对实相的看法或观察之处。你还不够稳定。这不是观察事物的最佳之处。从那个地方进行观察而创造出实相并不是一个好的实相。你的每一个想法和由此导致的决定都并非很好。你做了一个决定并认为那是你能做出的最好决定，但实际上，那是你在如此境况下能做的唯一决定。如果你继续修持的话，你就能到达感到更大空性的一个地方。你能减少粗俗心理障碍之气这类的负面情绪的出现。业力之气也如此。你能通过修持消除这种气。会出现更多的开放的空间。你会感到这些气的止息。于是，你的观察才有可能来自观察空间本身，那个空间本身就是一切功德之源。熟悉那个空间将会生成众多美妙之物。例如，止休嗔怒会生发慈悲。当更粗俗的嗔怒之气被消除时，就会专注此时可以净化的那种嗔怒带来的业力之气。当你感到那种业力之气止息时，要安住那里。

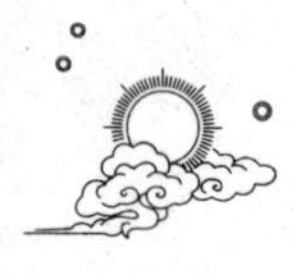

你可能会问："当我不再感到愤怒时，为什么我还得安住那里呢？"这个问题问得很好。答案是你需要安住那里，因为你希望发现能从那个空间生起的仁爱之类的功德。土地业已备好，但你需要收获果实。在你铲除花园中的杂草后，你要播种。那时你不能说："一天结束了。"一天还未结束。那还不是收获的时节。你该做什么呢？你要观察种子，观察它们如何生长。你要给种子施肥。你给它们什么呢？你给要它们水和光。土地越湿润、光照时间越长，种子就会生长得越迅速。

因此，在消除或止息时，当你看到空间时，你就在发现功德生长的那片土壤。功德是通过开放的觉识而生长的。当一种负面情绪被消除时，打开之空间里的开放的觉识仍然需要持续保持，就像持续保持水和热量一样。当除去杂草备好土壤时，要有充足的水和热量，过一段时间，植物就会生长，果实就会成熟。但如果没有水或热量，即便种子还在，它们也不会发芽生长。即便粗俗心理障碍之气和业力之气均被消除，如果你没能保持对那个空间的觉识，那么，它不会产生。在西方，我们似乎赞赏清除或灭除负面情绪的各种方法，但缺少了第二点，即对空间的专注。第一点清除似乎得到认可，但却并不认可止息和那个空间。许多人会说："那里空无一物。"以此来感受空间。"那里空无一物"是什么意思呢？它意味着那里一无所有，没有任何东西。我们习惯于有东西。物质的东西对我们是有意义的。如果我们不积累物质，人生就失去了意义。物质是我们认同自己的方式。没有物质，我们就不会存在。因此，开放的时刻不会因其本质和具有的潜能而得到赏识，因为我们已经进入下一个目标、下一层关系和下一个想法了，这些也都是物质。由于我们对物质（包括想法和情绪）的贪执，我们根本不可能培育业已出现的真正的内在功德。在那个被净除的空间里，保持开放的觉识就是必要的那个缺少的部分。

因此，此时我要说的（我总会以各种方式触及这个问题）就是不要质疑那个空间。你必须信任那个空间。那是什么意思呢？那意味着，如果你要消灭万物，要获得那个空间并安住于此，你就要知道那个空间具有价值。那是生成一切的一个空间。感到那个空间就会生发仁爱之心。正是这个空间会生

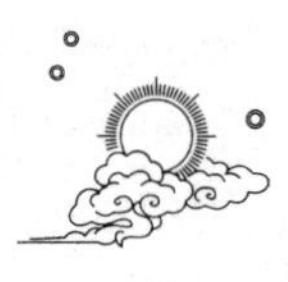

成感受仁爱的能力。正是这个空间在家庭、社会、整个世界和整个宇宙中创造出了一个完整现实的仁爱或一个完整的平和。创造那种现实的能力就是那个空间的力量。但是，我们必须信任那种力量。我们必须知道那是积极变化产生的方式。再次强调一下，那就是强调静止、寂静与空寂是内皈依处的原因，内皈依处是当你困惑或迷失时可以求助的地方。信任是皈依的必要基础。

与之相比的是，我们有很多失效的努力和奋斗的经历。我们有在错误的地方竭尽全力却未获得积极结果的经历。你想让自己快乐有多久了？想让自己快乐是在浪费时间。而相信内心空间是幸福之源的确有效。我们不止是在谈论空间，我们在谈论非常具体的事情。你试图去理解出现在你生活中非常具体的业障境况里的嗔怒。“我跟老板生气了。”在这种禅修中，我们对你关于你与老板的详情不感兴趣。那不是要关注的事情。要鼓励你以一种非常具体的方式与嗔怒建立联系。要鼓励你从一个静止、寂静的开阔之地并以一个开阔的自心去直接专注那种情绪，要让感受彻底显现出来，既不要排斥它也不要编造出各种细节或切断与之的联系。当你让那种情绪充分显现时，你能清晰地感到故事情节下面的能量。那里有一股风，有一匹马，一种能量结构。它清晰存在，你能专注它，并通过修九大净息法将其转化。这样，你将会转化你的实相。

你无法通过力量或强加意志力来改变你的情绪。但通过专注它们潜在的结构（那股气）或情绪所驾驭的那匹马，就有可能消除那个结构并改变自己的感受。当我们把专注力引向身体，特别是引向呼吸时，就会容易地注意到情绪是如何影响我们的呼吸的。有时，在出现情绪时，你会让自己屏息或抑制呼吸。或者，你会发现，你的呼吸变得急促浅显。你的呼吸与粗俗心理障碍之气之间是有一种关系的。

当你多次呼气并引导你的觉识通过右侧白脉时，你在改变嗔、慢、妒这类的心理障碍结构。粗俗之气此时会变得更加微弱。这是你能够感到的东西。当你把专注力引向此脉时，它会感到更加轻松。如果你重复修持左脉，你也会感觉到其中的变化。当你重复中脉修持过程时，你会感到身体整个中部的变化。你会感到内心某个空间打开了。当你专注那

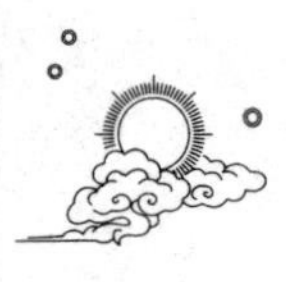

种空性时，要熟悉它，要往下深走一步。中脉是不变空性之道。进入那个空间的唯一方式就是要有一匹可乘的精妙之马。心理障碍的未驯之马和业力均需要被消除。当你发现空性并允许它显现时，要与之共处，无须遵循或认同由此生起的任何想法。你会发现一匹更为精妙的马、一股更为细微的气。

当你专注空性时，要安住于此。要安住那里。当你安住静止、寂静和空寂时，无论你能保持多长时间都会改变你。这会改变你内心的一些东西，可能会大大超出你用嗔怒改变的东西。你可能会花十个小时的时间与朋友谈论你的愤怒。你可能会花整个周末去思忖你为何生某人的气。而我深信，十个小时的谈话与十分钟安住嗔怒止息的空间之间毫无可比性。在哪种方法会改变我、我与嗔怒的关系及嗔怒化为仁爱或化为更高的智慧感方面不存在可比性。对每个人都是这样吗？或许不是。一些人可能认为十个小时的谈话更好，因为，那是他们熟悉的唯一事情。但并不意味是他们的最佳选择，仅仅意味着它是他们知道的唯一方法。如果这是某人当时能做的最好的事情，那么它就有价值。但它不是可能的最佳方法。

当嗔怒清除后，信任那个已然出现的空间就是至关重要的。仁爱之心就是生成于那个空间。我经常举出我的弟子与我分享的下面的一个例子。在工作中，他与一个同事一度关系紧张。他们在工作中很难相处。这个弟子通过禅修去解决那些问题。一天早晨，他想给自己买一杯咖啡，突然从他嘴里冒出来：“来两杯咖啡。”他发现他为自己买了一杯咖啡，另一杯是给那个曾经跟他闹别扭的同事的。不知何故，为这个人买杯咖啡的想法自然而然地真诚流露了出来。因此，那种想法、那点善意都会没有任何计划地显现出来。于是，你亲证了你的生活正在改变，而且一直在改变着。这些改变并非出自直接的努力或意志的强加。它们是自然显现的，因为，你清除了阻障功德生起的一切障碍。这是你做的一切。变化只是自然出现。这些是我们能够信任的变化。我们平时做的与之相反。我们没有清除修法之道上的障碍，试图强求结果。于是，我们失败了。如果我们继续那样做，我们的整个余生便注定要失败。通过强求结果，我们没法发生任何改变。但是，

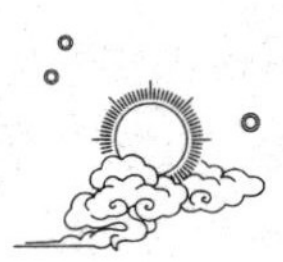

如果我们清除了不让我们开放并专注和信任空性的障碍，结果自然会从那里生成。

七、自我俱生之觉识气

自我俱生之觉识气指的是一个人开悟并识认空性与觉识和合的能力。当我没有意识到的时候，我就会与空性失去联系并陷入无明。我会产生疑惑和不安。但当我清醒时，我是在那种和合中清醒的。在大圆满教法中，你的上师会指引你去了解通常未得到识认的本然心。当我们进入空性与觉识和合带来的那个空间时，那个空间就是自心本性。当我们谈论禅修时，那就是我们正在谈论的内容。我们知道和合始终是存在的。当我们进入那个空间时，我们就与之建立了联系。禅修颂扬识认和信任空性的能力。由于不允许我们的分别心或无明干扰那种和合，我们才会让一切想、受、识、念生成、留住及毫无反抗地消失。我们会安住在开放觉识带来的空间。那就是我们能继续下去的方法，即安住空间与觉识和合的识认中。在修持半小时、四十五分钟或一个小时后，你会继续增强保持与那种识认的能力，以至于最终各种动作、声音和想法永远都不会影响你与那种和合的联系，相反，它们会成为和合本身的一种装饰。

如果你意识到俱生的觉识，那么，你就是在介绍自心本性。这会对你的游移之心产生相当大的积极影响。你会发现慈、悲、乐这类的潜在功德。与那种和合建立联系如同发现一个隐匿的宝库。想象一下这样的一个景象：你持有打开宝库的钥匙。宝藏就是和合，即质与慧的和合、母与子的和合、空间与光明的和合、空性与觉识的和合。然而，这种和合是可以描述的，你的钥匙就是你的意识觉知。因此，当你用意识觉知打开宝库时，你就拥有了你需要的一切。我不是在谈论一辆崭新的汽车，而是我们在人生中追求的一切功德，如都会出现的喜乐、希望、热情、信任和信心。在你打开的那一刻并专注觉识觉知时，功德就会生起。任何适当的、自发的东西都会生成于你发现自己的任何境况中。

如果你与既不是朋友又不是家人而是对你保持中立的人共处时，如果他们中的一个人遇到困难或痛苦，你自然地不由自主地会产生毫不费力的意愿

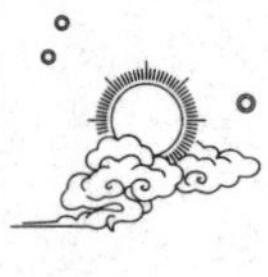

要去帮助他，尽管他不是你亲近的人。仁爱的自发功业会在你内心生起，因为，它就在你内心这个源头，你与那个源头息息相关。然而，如果你失去了那种联系，它就不会自发生成。如果你已遗失了那座内心宝库的钥匙，如果你已失去了觉识，就不会生起自发的仁爱之心。此处我所谈论的是，我们对第三种自我俱生之觉识气的清醒识认是如何影响第四种心马之气（我们的游移之心，我们的想法）的。功德将会产生。如果它们不会出现在一种情境中的话，那么，当你看到某人遭受痛苦而你却不为心动时，那就意味着你的心还需要在修持中加以锤炼。你需要消除失联和散乱并开始进行识认。你需要以一种更温暖、更深层、更深刻的方式专注自己的内心空间。

八、本初智慧之大乐气

第二种气与觉智有关，觉智有意识到本质、意识到内心根本空间之意。细微之气是这种意识所依。在传统上，分为法界体性智、大圆镜智、平等相智、妙观察智和成所作智。在我们的日常生活中我们该如何感受智慧呢？很多时候，你会非常开放并长时间地保持那种方式。也有可能，甚至当空性感出现在你心中时，你并没有识认出。当你承认空性时，它就会强大有力。当你感受它强大有力时，要意识到你的感受。因此，我们与自己的关系及我们与他人的交流经常是编造出来的。我们基本上把时间花在讲述昨天发生的或明天将要发生的那些经历上，于是，我们经常无法充分展现眼下实际发生的一切。此处，我把空性带来的觉识称作智慧。空性是不变金刚身（第一种气）的状态。要意识到那个不变身就是智慧（第二种气）。

九、苯教本性空间之气

九气转化图以苯教本性空间之气为开始。这是哪种气呢？它指的是哪一种实相呢？这指的是我们的根本性，其意是对万物根本之感，即形式的本质，意识的本质，环境（各种承载物）的本质，内容的本质。当你进行一次深度禅修时，当各种想法和情绪不是很活跃时，当你只是在呼吸时，你就能达至你与宇宙基本融为一体的那个地方。我们许多人都

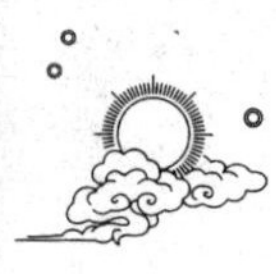

曾模糊地感到过本质，或天生以这样一种方式受到触及或搅乱，以至于我们会认为模糊地见过圣人。我们许多人都有这种感受的时刻，因为事实就是这样。我们会感到非常放松、生机勃勃、平静并与一切生命建立了联系。在那种归属感中，我们会感受到众多的潜能和活力。因此，有很多时候，我们会感受到那一点。对许多人而言，这可能类似于对苯教本性空间之气的感受，对于一些人而言，它实际上可能就是那种感受。

这是把我们联系在一起的一种东西，那里不存在疏离感。当然，你可以说，你信任那一点，但实际感受内心的那个真谛是需要最纯净的觉识，即非二元性觉识，觉知的最纯净之感。最细微之气时那种觉知的所依。它仅仅是出现。有一种细微之气是那种感受的所依。气有不同叫法（lung，wind，prana，qi ch'i）。你也可以称之为一种波，或一个移动。甚至在科学词汇中还有论及它的多种方式。其本质内容是万物相连。那与我们有关系吗？有关系。因为对我们每个人而言，那个波，那个移动和那个动作都存在于我们内心。这是觉悟并与之建立联系的问题。正是我们意识到它的那种能力明确了我们能否感到这种联系。那种联系的确存在，而我们能否识认它则会对我们是徘徊在痛苦中还是获得解脱造成重大影响。

结论

本书所述的修法均与呼吸有关。粗重之气是我们的呼吸之气。细微之气与圣体中更为细微能量带来的觉识有关。甚至仅仅保持一种身体姿势，如五点坐姿，都与那股气有关。你的身体呈各样姿势或以某种方式移动身体皆因你想去关注并改变体内的那股气，以此增强细微的觉识。瑜伽修炼的身体部分就是为了以这种方式来影响气息，消除烦恼所依的粗重之气并发现识认自心本性觉识所依的细微之气。越想感受本初智慧，那股气就需要越来越细微。

你可以试一试去看一下自己在九气转化图上的排列位置。看看是否你能识认出你可能正感到的那股主导之气。当然，给自己与那股主导之气定位要难于你在一座国家公园地图上找到你的位置。那些地图用不同颜色、标记和箭头清晰标注。令人遗憾的是，辨识内在感受的地图可不是那么清晰界定的。

它既空旷又闪闪发光。图上有那么多光，但是却没有红点表示："你在这里！"很难精确地知道你的位置，但至少，我们每个人都能想法感觉自己的位置、将去向何方。在这张特殊的图上，我们有九个建议的位置。

要总结一下我们探索的修持之旅：在修完九大净息法后，从你开始的那股气生成了一股较细微之气。因为你感到一股不同的气，你的感觉就会不同。因为你的感觉不同，你的想法就会不同。因为你的想法不同，你看世界的角度就会不同。因为你看世界的角度不同，世界会以不同的方式对待你。你会承认有机会奉献自己并利益他人。那是你创造或改变你现实的方式。通过专注气，你就有能力去改变你的认识和现实。九气转化图会赋予这些可能性。※

※　此书（*Awakening the Sacred Body*），根据内容译为《藏式身心疗法》。

鸣 谢

首先，我要感谢我所有的上师，感谢他们的庇护和支持。我要特别感谢雍增·丹增纳达（g·Yung-vdzin bsTan-vdzin-nam-dak）仁波切四十年来的悉心照料。由于他的智慧和慈悲，我的人生发生了彻底的转变。他的护佑将继续支持我去帮助更多人。

我还要感谢世界各地许多国家的弟子们，在我的书的不同方面，他们都给予了直接或间接的帮助，使得我的书的出版成为可能。太多的人没有提及，但我会将他们珍藏于心。

此书的出版以下几位付出了极大的努力，我愿对他们表达谢意，感谢他们在把我的教法变成现在形式的过程中所起的重大作用。

马西·沃恩（Marcy Vaughn），我的大弟子之一，他在李迷夏研究院任出版部主任一职多年。在那段时间里，她制作了我的传法静修中心的一些录音带并整理了一些修持资料以帮助我的弟子。马西在编辑此书时心情愉悦，态度严谨。她从我在此处及世界各地创建的静修中心那里收集了我对这个问题的教言，并在斯科特·科拉沃特（Scott Clarwater）的帮助下使人们能抓住要点。她的编辑清晰、直接，使这些要点便于理解。

罗赫略·哈拉米略·弗洛雷斯（Rogelio Jaramillo Flores）为本书的出版耗费多时并付出孜孜不倦的努力，为此，我满怀感激之情。此外，他还编辑了我的 Youtube 视频，使我的教法能在世界许多地方得以传播。

此外，我还要对拉日拉·格桑尼玛（Lhari-la Kalsang Nyima）表达谢意，感谢他绘制了脉道脉轮图并感谢他光临塞雷尼梯山[①]及对僧伽弟子的大力支持。

我要感谢来自柏林的专业摄影师珍妮·古德奈（Janine Guldener）在拍摄气脉动作照片时表现出的慷慨与友善。

① 塞雷尼梯山（Serenity Ridge），李迷夏研究院总部所在地。——译者

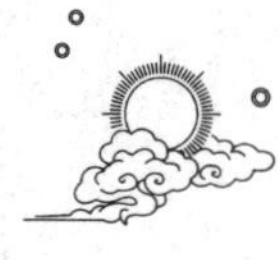

自李迷夏书店成立以来，苏·大卫－戴尔（Sue David-Dill）一直辛勤经营着。我感谢她以多种方式帮助我，使我的著作、视频和音频教法得以示现于他人。

我感谢我的编辑，海豪斯出版社的帕特里夏·吉弗（Patricia Gift）女士对当前项目的热情及在使之实现时给予的关怀和建议。还要感谢肯德拉·柯罗森（Kendra Crossen）精致的排版及劳拉·科赫（Laura Koch）和萨丽·梅森（Sally Mason）在扶持该项目中所付出的一切努力。

感谢我的夫人堪卓·次仁旺姆（Khandro Tsering Wangmo）。不仅要感谢她给予我和我们的小儿子僧和（Senghe）的关心和爱护，同时还要感谢她对那些来访上师及逗留家中（有时会住几个月）的那些人给予的关爱。她总是热情友好地款待他们。当我因工作需要离家远行时，她总是给予不断的支持和理解，对此我充满感激之情。

关于作者

丹增旺杰仁波切是一位广受赞誉的作者，也是弟子遍及世界各地的一位上师。他因深广的智慧、弘传佛法的独特形式，以及使古老的西藏教法清晰明了、易于接受并贴近西方人生活的能力而备受尊崇。丹增旺杰是李迷夏研究院的创始人和精神导师。李迷夏研究院是位于弗吉尼亚什普曼（Shipman）的一个非营利机构，专门从事对西藏和象雄（与苯教有关的古代王国）的古代教法、艺术、科学、语言和文学的保护工作。他曾撰写了《西藏身、语、意瑜伽》（*Tibetan of Yogas of Body，Speech and Mind*）、《藏式身心疗法》《藏式声音疗法》《西藏的睡梦瑜伽》（*The Tibetan Yogas of Dream and Sleep*）、《色、能量和光疗法》（*Healing with Form，Energy and Light*）、《本然心之奇观》（*Wonders of the Natural Mind*）及《无限完整性》[*Unbounded Wholeness*，与安妮·科林

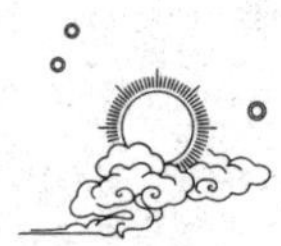

（Anne Klein）合作］。丹增旺杰与妻儿居住在加利福尼亚。

丹增旺杰创建了一所世俗的教育机构，称作三门[①]。旨在通过专题研讨会和静修中心对本书所述教法进行指导。人们希望这些既简单又深奥的修法能够走进监狱、医院、会议室、智库、课堂和职场，希望它们能突破文化和信仰的屏障以帮助那些获益于有效药物的众生。

① 三门，身、语、意的内心转化（Three Doors：The Transformation of Body，Speech and Mind）。——译者

图书在版编目（CIP）数据

藏式身心疗法 / 丹增旺杰著；姜秀荣译；向红笳校注．-- 北京：中国藏学出版社，2024. 7. -- ISBN 978-7-5211-0529-2

I. R291.4

中国国家版本馆 CIP 数据核字第 20241T4L67 号

藏式身心疗法

丹增旺杰 著　姜秀荣 译　向红笳 校注

责任编辑　杜冰梅
封面设计　翟跃飞
出版发行　中国藏学出版社
印　　刷　北京隆昌伟业印刷有限公司
开　　本　880 毫米 ×1230 毫米　1/32
印　　张　5.375
字　　数　75 千字
版　　次　2024 年 7 月第 1 版
印　　次　2024 年 7 月北京第 1 次印刷
印　　数　5000 册
书　　号　ISBN 978-7-5211-0529-2
定　　价　32.00 元

图书如有印装质量问题　请与本社发行部联系
E-mail: dfhw64892902@126.com　电话: 010-64892902